DIETA A BASSO INDICE GLICEMICO 2025

110 Ricette Sane e Gustose Raggiungi il tuo Peso Ideale, il Segreto per un Benessere Sostenuto

KLARLOCK

© Copyright 2023 Tutti i diritti riservati.

Nessuna parte di questo libro può essere riprodotta in qualsiasi forma o con qualsiasi mezzo elettronico o meccanico, compresi i sistemi di archiviazione e recupero delle informazioni, senza il permesso scritto dell'autore. Tutti i diritti riservati. I rispettivi autori possiedono tutti i diritti d'autore non detenuti dall'editore. Tutti i marchi, marchi di servizio, nomi di prodotti e le caratteristiche di qualsiasi nome menzionato in questo libro considerati proprietà dei rispettivi proprietari e sono utilizzati solo come riferimento.

ESCLUSIONE DI RESPONSABILITÀ

Questo libro si propone di fornire materiale utile e informativo sui temi trattati nella pubblicazione. Viene venduto con la consapevolezza che l'autore e l'editore non sono impegnati a fornire servizi medici, sanitari o altri servizi professionali personali nel libro. Il lettore dovrebbe consultare il proprio medico, operatore sanitario o altro professionista competente prima di adottare qualsiasi suggerimento in questo libro o trarre conclusioni. L'autore e l'editore declinano espressamente qualsiasi responsabilità per qualsiasi responsabilità, perdita o rischio, personale o altro, derivante, direttamente o indirettamente, dall'uso e dall'applicazione di qualsiasi contenuto di questo libro.

NOTA

Tutte le ricette di questo libro sono pensate per quattro persone. Per questa quantità sono da considerarsi gli ingredienti indicati nelle ricette. In caso di necessità di modificare la porzione, si consiglia di adeguare proporzionalmente le dosi degli ingredienti. Si raccomanda inoltre di seguire attentamente le istruzioni di preparazione e cottura per ottenere il miglior risultato. Nel contesto di questo libro, quando ci riferiamo a "una tazza" come unità di misura degli ingredienti, intendiamo l'uso di una normale tazza da cucina con una capacità di circa 2 millilitri. È essenziale utilizzare un misurino per ottenere le giuste quantità di ingredienti. Se non disponete di un misurino, potete utilizzare un misurino graduato, facendo attenzione a corrispondere correttamente alle proporzioni indicate. Ecco alcuni esempi 1Tazza di farina 100 gr. 1Tazza di riso 200 gr. 1Tazza di Quinoa 200 gr.

RICETTE PRIMI PIATTI

RICETTE DI CONTORNI

INTRODUZIONE ALLA DIETA A BASSO INDICE GLICEMICO

COMPRENDERE L'INDICE GLICEMICO (IG)

Nel panorama nutrizionale odierno, la dieta a basso indice glicemico (BI) si distingue come un approccio alimentare che conquista sempre più attenzione, offrendo una via verso un benessere complessivo e duraturo.

Basandosi sul principio di regolare l'assorbimento degli zuccheri nel sangue, questo modello alimentare si propone come una strategia semplice e versatile per migliorare la salute e la qualità della vita.

In questa introduzione, esploreremo le basi della dieta a basso indice glicemico, sfateremo alcuni miti comuni e sveleremo i segreti per incorporarla con successo nella tua routine quotidiana.

Cos'è l'indice glicemico (IG)?

L'indice glicemico rappresenta un sistema di

classificazione degli alimenti in base alla loro capacità di influenzare i livelli di zucchero nel sangue (glicemia) dopo il consumo.

Gli alimenti vengono suddivisi in tre categorie:

Alto indice glicemico (IG alto): Causano un rapido aumento della glicemia, seguito da un calo altrettanto rapido, con effetti negativi sul controllo della glicemia e sul senso di sazietà.

Indice glicemico medio (IG medio): Provocano un aumento della glicemia più graduale rispetto agli alimenti ad alto IG, fornendo energia in modo più costante.

Basso indice glicemico (IG basso): Determinano un incremento graduale e prolungato dei livelli di zucchero nel sangue, promuovendo un senso di sazietà duraturo e un miglior controllo della glicemia.

Perché seguire una dieta a basso indice glicemico?

Numerosi studi scientifici dimostrano che la dieta a basso indice glicemico apporta numerosi benefici per la salute:

Controllo ottimale della glicemia: Ideale per persone con diabete o prediabete, aiuta a stabilizzare i livelli di zucchero nel sangue e ridurre la necessità di farmaci.

Peso corporeo sano: Favorisce la perdita di peso o il mantenimento di un peso corporeo ideale, aumentando il senso di sazietà e riducendo gli attacchi di fame.

Colesterolo sotto controllo: Può contribuire a migliorare il profilo lipidico, abbassando i livelli di colesterolo LDL ("cattivo") e aumentando il colesterolo HDL ("buono").

Riduzione del rischio di malattie cardiache: Diminuisce il rischio di sviluppare malattie cardiovascolari, grazie al miglioramento del controllo della glicemia e dei livelli di colesterolo. Energia costante durante il giorno: Fornisce un rilascio costante di energia, contrastando stanchezza e cali di concentrazione.

Benessere generale migliorato: Promuove un senso di benessere complessivo, migliorando l'umore, la qualità del sonno e la digestione.

Come iniziare con la dieta a basso indice glicemico?

Incorporare la dieta a basso indice glicemico nella tua routine quotidiana è semplice e piacevole:

Scegli cibi integrali: Privilegia cibi integrali e non raffinati, ricchi di fibre e nutrienti.

Combina i nutrienti: Abbina cibi a basso indice glicemico con proteine e grassi sani per un pasto più bilanciato e saziante.

Limita gli zuccheri aggiunti: Riduci il consumo di bevande zuccherate, dolciumi e cibi confezionati ricchi di zuccheri aggiunti.

Cucina con metodi salutari: Prediligi cotture al vapore, al forno o alla griglia, evitando fritture e cibi elaborati.

Fraziona i pasti: Consuma 3 pasti principali e 2-3 spuntini durante il giorno per mantenere stabili i livelli di zucchero nel sangue.

Bevi molta acqua: Mantieniti idratato bevendo acqua durante il giorno per favorire il senso di sazietà e la digestione.

Consulta un professionista: Un nutrizionista o un dietologo può aiutarti a creare un piano alimentare personalizzato e adatto alle tue esigenze specifiche.

La dieta a basso indice glicemico non è solo un regime alimentare, ma un vero e proprio stile di vita che abbraccia il benessere a 360 gradi.

Inizia il tuo viaggio verso un futuro più sano e pieno di energia con la dieta a basso indice glicemico!

IMPORTANZA DELL'INDICE GLICEMICO NELLA DIETA

L'indice glicemico (IG) svolge un ruolo significativo nella dieta e nella nutrizione per diversi motivi: 1. Controllo dello zucchero nel sangue: l'IG misura la velocità con cui i carboidrati negli alimenti aumentano i livelli di glucosio nel sangue. Gli alimenti con un IG basso causano un aumento graduale e costante dei livelli di zucchero nel sangue, mentre gli alimenti ad alto IG causano picchi rapidi seguiti da crolli. Per le persone con diabete o a rischio di sviluppare il diabete, comprendere l'IG può aiutare a gestire i livelli di zucchero nel sangue in modo più efficace. 2. Controllo della sazietà e dell'appetito: gli alimenti a basso indice glicemico sono spesso più sazianti e forniscono energia più duratura rispetto agli alimenti ad alto indice glicemico. Consumare cibi con un IG inferiore può aiutare a controllare l'appetito, ridurre l'appetito e prevenire l'eccesso di cibo, il che è benefico per la gestione del peso e la salute generale.

3. Livelli di energia: La scelta di alimenti a basso indice glicemico può aiutare a mantenere livelli di energia stabili durante il giorno. Invece di sperimentare crolli energetici e affaticamento dopo aver consumato cibi ad alto indice glicemico, gli individui possono godere di livelli energetici sostenuti, maggiore concentrazione e maggiore produttività. 4. Gestione del peso: l'inclusione di alimenti a basso indice glicemico nella dieta può supportare gli sforzi di gestione del peso. Questi alimenti aiutano a regolare l'appetito, riducono l'apporto calorico e promuovono la perdita di grasso, rendendoli componenti preziosi di un piano di perdita di peso equilibrato e sostenibile. 5. Salute del cuore: le diete ad alto indice glicemico sono state associate a un aumento del rischio di malattie cardiovascolari.

D'altra parte, le diete ricche di alimenti a basso indice glicemico, come cereali integrali, frutta, verdura e legumi, possono aiutare ad abbassare i livelli di colesterolo, migliorare i profili lipidici nel sangue e ridurre il rischio di malattie cardiache. 6. Gestione e prevenzione del diabete: per le persone con diabete, comprendere e incorporare alimenti a basso indice glicemico nella dieta può aiutare a stabilizzare i livelli di zucchero nel sangue, ridurre la resistenza all'insulina e diminuire la necessità di farmaci insulinici. Inoltre, l'adozione di una dieta a basso indice glicemico può aiutare a prevenire l'insorgenza del diabete di tipo 2 nei soggetti ad alto rischio. 7. Salute e benessere generale: Consumare una dieta ricca di cibi a basso indice glicemico può contribuire alla salute e al benessere generale fornendo nutrienti essenziali, fibre, vitamine e minerali.

Questi alimenti supportano la salute dell'apparato digerente, la funzione immunitaria e la funzione metabolica ottimale, promuovendo la longevità e la vitalità. In conclusione, l'indice glicemico è uno strumento essenziale per fare scelte dietetiche informate che supportano il controllo della glicemia, la gestione del peso, la salute del cuore e il benessere generale. Incorporando alimenti a basso indice glicemico nella dieta e riducendo al minimo gli alimenti ad alto indice glicemico, gli individui possono ottimizzare la propria salute e ridurre il rischio di malattie croniche.

NOZIONI DI BASE SULL'INDICE GLICEMICO

COS'È L'INDICE GLICEMICO

L'indice glicemico (IG) è una misura utilizzata per valutare la velocità con cui i carboidrati presenti in diversi alimenti aumentano i livelli di zucchero nel sangue dopo il consumo rispetto al glucosio puro, che ha un valore GI pari a 100. Ecco le basi dell'indice glicemico: 1. Scala: La scala GI varia da 0 a 100, con il glucosio puro che ha un valore GI pari a 100. Gli alimenti sono classificati in tre categorie in base al loro valore GI: GI basso: 55 o meno GI medio: 56/69 IG alto: 70 o superiore 2. Impatto sullo zucchero nel sangue: gli alimenti con un IG alto causano un rapido aumento dei livelli di zucchero nel sangue, mentre quelli con un IG basso provocano un aumento più lento e graduale. Questo è importante per le persone che gestiscono il diabete, poiché li aiuta a scegliere alimenti che aiutano a mantenere stabili i livelli di zucchero nel sangue.

3. Fattori che influiscono sull'IG: Diversi fattori influenzano l'IG di un alimento, tra cui il tipo di carboidrati, il contenuto di fibre, il contenuto di grassi e proteine, la lavorazione degli alimenti e i metodi di cottura. Generalmente, gli alimenti con più fibre, grassi e proteine tendono ad avere un IG più basso. 4. Alimenti a basso indice glicemico: Esempi di alimenti a basso indice glicemico includono la maggior parte delle verdure non amidacee, legumi (fagioli, lenticchie), cereali integrali (orzo, quinoa, avena), frutta (mele, frutti di bosco, agrumi) e latticini. 5. Alimenti ad alto indice glicemico: Gli alimenti ad alto indice glicemico includono cereali raffinati (pane bianco, riso bianco, cereali zuccherati), patate, snack e dessert zuccherati e bevande zuccherate. 6. Carico glicemico (CG): Il carico glicemico tiene conto sia dell'IG di un alimento che della dimensione della porzione consumata. Fornisce una misura più accurata di come un particolare alimento influisce sui livelli di zucchero nel sangue.

Gli alimenti con un basso GL hanno un impatto minimo sui livelli di zucchero nel sangue. 7. Applicazione pratica: Comprendere l'IG degli alimenti può aiutare le persone a fare scelte alimentari più sane. Optare per alimenti a basso indice glicemico può aiutare a gestire la fame, controllare i livelli di zucchero nel sangue e ridurre il rischio di malattie croniche come il diabete di tipo 2 e le malattie cardiache. In sintesi, l'indice glicemico è uno strumento prezioso per comprendere come i diversi carboidrati influenzano i livelli di zucchero nel sangue. Concentrandosi sul consumo di cibi a basso indice glicemico e moderando quelli ad alto indice glicemico, gli individui possono fare scelte informate per sostenere la loro salute e il loro benessere generale.

COME GLI ALIMENTI INFLUENZANO I LIVELLI DI ZUCCHERO NEL SANGUE

L'indice glicemico (GI) è un sistema che classifica i carboidrati negli alimenti in base al modo in cui influenzano i livelli di zucchero nel sangue dopo il consumo. Misura la velocità con cui i carboidrati vengono scomposti e assorbiti nel flusso sanguigno, portando ad un aumento dei livelli di glucosio (zucchero) nel sangue. Ecco come funziona l'indice glicemico: 1. Sistema di punteggio: l'indice glicemico assegna un valore numerico a diversi alimenti contenenti carboidrati, in genere compreso tra 0 e 100. Il glucosio puro viene utilizzato come punto di riferimento e ha un valore IG di 100, che rappresenta la risposta glicemica più alta possibile. 2. Categorie: Gli alimenti sono classificati in tre gruppi principali in base ai valori dell'indice glicemico: IG basso (55 o inferiore) IG medio (da 56 a 69) IG alto (70 o superiore)

3. Impatto sullo zucchero nel sangue: gli alimenti con un indice glicemico elevato causano un rapido picco dei livelli di zucchero nel sangue dopo il consumo, seguito da un rapido calo. Questi alimenti includono pane bianco, riso bianco, snack zuccherati e la maggior parte degli alimenti trasformati. 4. Rilascio lento di glucosio: Al contrario, gli alimenti con un basso indice glicemico portano ad un aumento più lento e graduale dei livelli di zucchero nel sangue. Questi alimenti sono in genere più ricchi di fibre, proteine e grassi sani e includono cereali integrali, legumi, frutta e verdura. 5. Fattori che influenzano l'IG: Diversi fattori possono influenzare l'indice glicemico di un alimento, tra cui: Tipo di carboidrati: i carboidrati semplici vengono solitamente digeriti più rapidamente dei carboidrati complessi. Contenuto di fibre: gli alimenti ricchi di fibre tendono ad avere un indice glicemico più basso perché le fibre rallentano la digestione e l'assorbimento dei carboidrati. Metodi di lavorazione e cottura:

La lavorazione e la cottura possono influenzare l'IG degli alimenti. Ad esempio, cuocere troppo la pasta può aumentarne l'IG. 6. Applicazioni pratiche: Comprendere l'indice glicemico può essere utile per gestire i livelli di zucchero nel sangue, soprattutto per le persone con diabete. Scegliendo alimenti con un indice glicemico più basso, possono aiutare a stabilizzare i livelli di zucchero nel sangue e ridurre il rischio di insulinoresistenza e diabete di tipo 2. In sintesi, l'indice glicemico fornisce informazioni su come i diversi carboidrati influenzano i livelli di zucchero nel sangue. Serve come strumento utile per fare scelte dietetiche informate che supportano la salute e il benessere generale, soprattutto per le persone preoccupate per la regolazione dello zucchero nel sangue.

IMPATTI SULLA SALUTE

IMPATTO SULLA GESTIONE DEL PESO

Gli alimenti influenzano la gestione del peso in vari modi, e il loro impatto dipende dalla composizione nutrizionale e dalla quantità consumata. Ecco come diversi tipi di alimenti possono influenzare la gestione del peso: 1. Alti in Fibra e Bassi Indice Glicemico: Alimenti ricchi di fibre e con un basso indice glicemico tendono a essere più sazianti e a fornire energia in modo più graduale. Questo può aiutare a controllare l'appetito e a ridurre il rischio di eccessi alimentari, contribuendo alla perdita di peso e al mantenimento di un peso sano. 2. Alti in Proteine: Gli alimenti ricchi in proteine, come carne magra, pesce, uova, latticini magri, legumi e tofu, possono favorire il senso di sazietà e aiutare a preservare la massa muscolare durante la perdita di peso. Le proteine richiedono anche più energia per essere digerite rispetto ai carboidrati e ai grassi.

3. Grassi Salutari: Gli acidi grassi mono e polinsaturi, presenti in alimenti come avocado, noci, semi, oli vegetali e pesce grasso, possono contribuire a una sensazione di sazietà e favorire la salute cardiometabolica. Tuttavia, è importante consumarli con moderazione poiché sono calorici. 4. Alimenti Processati e Ad Alto Contenuto di Zuccheri: Gli alimenti processati, ricchi di zuccheri aggiunti, grassi saturi e sale, sono spesso densi di calorie e poco sazianti. Il consumo eccessivo di tali alimenti può contribuire al guadagno di peso e aumentare il rischio di obesità e malattie correlate. 5. Porzioni e Controllo delle Calorie: Indipendentemente dalla composizione nutrizionale, consumare porzioni eccessive di cibo può portare a un eccesso di calorie e al guadagno di peso. Il controllo delle porzioni e la consapevolezza degli apporti calorici sono cruciali per mantenere o perdere peso in modo sano.

6. Bilancio Energetico: La gestione del peso dipende dal bilancio energetico, ovvero il rapporto tra le calorie consumate attraverso il cibo e le calorie bruciate attraverso l'attività fisica e il metabolismo basale. Per perdere peso, è necessario creare un deficit calorico consumando meno calorie di quelle bruciate, mentre per mantenere il peso è necessario un equilibrio tra assunzione e consumo di calorie. In conclusione, una dieta equilibrata e variegata, ricca di alimenti integrali, frutta, verdura, proteine magre e grassi salutari, insieme a un controllo delle porzioni e a uno stile di vita attivo, può sostenere la gestione del peso in modo efficace e sano. È importante adottare abitudini alimentari sostenibili nel lungo termine e consultare un professionista della salute per un supporto personalizzato nella gestione del peso.

INDICE GLICEMICO E SALUTE METABOLICA

L'Indice Glicemico (IG) gioca un ruolo significativo nella salute metabolica, influenzando diversi aspetti del metabolismo del glucosio e dell'insulina nel corpo. Ecco come l'Indice Glicemico può influenzare la salute metabolica: 1. Controllo del Glucosio nel Sangue: L'Indice Glicemico misura la velocità con cui i carboidrati contenuti negli alimenti aumentano i livelli di zucchero nel sangue. Alimenti con un basso IG provocano un aumento più graduale e controllato della glicemia, mentre quelli con un alto IG causano picchi glicemici più rapidi e pronunciati. Mantenere livelli stabili di glucosio nel sangue è fondamentale per la salute metabolica, specialmente per individui con diabete o a rischio di svilupparlo.

2. Sensibilità all'Insulina: Consumare alimenti con un basso Indice Glicemico può migliorare la sensibilità all'insulina, il che significa che le cellule del corpo rispondono meglio all'insulina prodotta dal pancreas. Una maggiore sensibilità all'insulina riduce il rischio di sviluppare resistenza insulinica e diabete di tipo 2. 3. Gestione del Peso: La scelta di alimenti con un basso IG può favorire la perdita di peso e il mantenimento di un peso corporeo sano. Gli alimenti con un basso IG tendono ad essere più sazianti e a fornire una fonte di energia più stabile nel corso della giornata, riducendo il rischio di eccessi alimentari e spuntini non salutari. 4. Controllo dell'Appetito: Gli alimenti con un basso IG aiutano a controllare l'appetito e le voglie alimentari, poiché forniscono una sensazione di sazietà più duratura rispetto ai cibi ad alto IG. Questo può contribuire a una migliore gestione dell'apporto calorico complessivo e alla prevenzione dell'obesità.

5. Salute Cardiovascolare: Consumare alimenti con un basso IG può migliorare i fattori di rischio cardiovascolare, come il colesterolo LDL ("cattivo") e i livelli di trigliceridi nel sangue. Questo può ridurre il rischio di malattie cardiache e ictus. 6. Controllo dell'Energia: Gli alimenti con un basso IG forniscono un rilascio più costante di energia nel corso della giornata, evitando picchi e cali improvvisi di energia. Ciò può migliorare l'umore, la concentrazione e le prestazioni cognitive. In sintesi, adottare una dieta basata su alimenti con un basso Indice Glicemico può avere numerosi benefici per la salute metabolica, contribuendo a mantenere livelli stabili di glucosio nel sangue, migliorare la sensibilità all'insulina, favorire la perdita di peso e ridurre il rischio di malattie croniche. Incorporare una varietà di alimenti integrali, frutta, verdura, legumi e proteine magre può aiutare a ottimizzare la salute metabolica e generale.

IMPLEMENTAZIONE DELLA DIETA DELL'INDICE GLICEMICO

SCEGLIERE ALIMENTI A BASSO INDICE GLICEMICO

è un passo importante per mantenere stabili i livelli di zucchero nel sangue e promuovere una buona salute metabolica. Ecco alcuni esempi di alimenti a basso indice glicemico da includere nella tua dieta: 1. Verdure non amidacee: Spinaci, broccoli, cavolfiori, carote, zucchine, pomodori, peperoni, cetrioli, lattuga, asparagi, rucola. 2. Frutta fresca: Mele, pere, fragole, mirtilli, lamponi, pesche, albicocche, arance, kiwi, prugne, ciliegie. 3. Cereali integrali: Quinoa, farro, bulgur, orzo, grano saraceno, riso integrale, avena, cereali integrali. 4. Legumi: Lenticchie, fagioli neri, fagioli cannellini, ceci, piselli, fagioli rossi, fagioli borlotti.

5. Proteine magre: Pollo senza pelle, tacchino, pesce (salmone, tonno, trota, sogliola), uova, tofu, tempeh. 6. Frutta secca e semi: Mandorle, noci, nocciole, semi di chia, semi di lino, semi di girasole, semi di zucca. 7. Latticini magri: Yogurt greco naturale, latte scremato o a basso contenuto di grassi, formaggio fresco magro. 8. Grafi sani: Olio d'oliva extravergine, olio di cocco, olio di semi di lino, avocado, noci, semi. 9. Spezie e erbe aromatiche: Curcuma, zenzero, pepe nero, prezzemolo, basilico, origano, rosmarino, timo. 10. Cibi a base di cereali integrali: Pane integrale, pasta integrale, riso integrale, farro, grano saraceno, bulgur. Includere una varietà di questi alimenti nella tua dieta quotidiana può aiutare a mantenere stabili i livelli di zucchero nel sangue, promuovere una sensazione di sazietà e fornire nutrienti essenziali per una buona salute generale. Ricorda di combinare gli alimenti in modo equilibrato e di prestare attenzione alle porzioni per ottenere il massimo beneficio dalla tua alimentazione.

CREARE PASTI EQUILIBRATI

implica combinare una varietà di alimenti che forniscono tutti i nutrienti essenziali di cui il corpo ha bisogno per funzionare in modo ottimale. Ecco alcuni suggerimenti per creare pasti equilibrati: 1. Includi una fonte di proteine: Carne magra (pollo, tacchino, pesce), uova, latticini a basso contenuto di grassi (yogurt greco, latte scremato), legumi (lenticchie, fagioli, ceci), tofu o tempeh. 2. Aggiungi carboidrati complessi: Cereali integrali (riso integrale, quinoa, farro, orzo), pane integrale, pasta integrale, patate dolci, legumi, verdure amidacee (patate, mais, piselli). 3. Incorpora una varietà di verdure: Verdure a foglia verde scuro (spinaci, cavolo riccio, rucola), crucifere (broccoli, cavolfiori, cavolo), carote, peperoni, pomodori, cetrioli, zucchine, melanzane, ecc.

4. Aggiungi grassi sani: Avocado, oli vegetali non raffinati (olio d'oliva extravergine, olio di cocco), noci, semi, burro di frutta secca, pesce grasso (salmone, sardine). 5. Include fonti di fibre: Cereali integrali, legumi, verdure, frutta fresca con buccia, noci e semi. 6. Limita gli zuccheri aggiunti e i cibi processati: Riduci il consumo di cibi ricchi di zuccheri aggiunti, come dolci, bibite zuccherate, snack confezionati e cibi trasformati. 7. Bilancia le porzioni: Mantieni le porzioni di ciascun gruppo alimentare bilanciate. Ad esempio, la metà del piatto può essere composta da verdure, un quarto da proteine e un quarto da carboidrati complessi. 8. Idratazione: Bevi abbondante acqua durante il giorno. Evita le bevande zuccherate e le bevande gassate.

9. Attenzione alle preparazioni culinarie: Preferisci metodi di cottura sani come la cottura al vapore, la grigliatura, la cottura al forno o la cottura in padella anziché friggere o cucinare con grassi aggiunti in eccesso. 10. Pianifica in anticipo: Prepara i pasti in anticipo quando possibile per evitare scelte alimentari poco salutari durante la giornata. Seguendo questi suggerimenti, puoi creare pasti equilibrati che forniscano al tuo corpo l'energia e i nutrienti di cui ha bisogno per funzionare al meglio. Ricorda di ascoltare il tuo corpo e adattare le porzioni e le scelte alimentari alle tue esigenze individuali e ai tuoi obiettivi di salute.

STRATEGIE DI PIANIFICAZIONE DEI PASTI

La pianificazione dei pasti è una strategia efficace per adottare abitudini alimentari sane e gestire meglio il tempo e le risorse culinarie. Ecco alcune strategie di pianificazione dei pasti che possono aiutarti: 1. Stabilisci un giorno fisso per la pianificazione dei pasti: Scegli un giorno fisso della settimana per pianificare i pasti della settimana successiva. Questo ti permetterà di organizzarti meglio e di fare la spesa in base agli ingredienti necessari. 2. Crea un menù settimanale: Prepara un menù settimanale che includa colazioni, pranzi, cene e spuntini. Assicurati di includere una varietà di alimenti e piatti per bilanciare la dieta. 3. Considera le esigenze e le preferenze: Tieni conto delle esigenze dietetiche, delle preferenze alimentari e degli impegni della famiglia quando pianifichi i pasti. Cerca di includere cibi che piacciono a tutti e che soddisfino le esigenze nutrizionali di tutti i membri della famiglia.

4. Sfrutta gli avanzi: Pianifica i pasti in modo da poter utilizzare gli avanzi degli ingredienti già presenti in frigorifero e dispensa. Questo ridurrà gli sprechi e ti aiuterà a risparmiare tempo e denaro. 5. Prepara pasti in batch: Prepara porzioni extra di cibi che si conservano bene e che possono essere consumati più volte durante la settimana, come zuppe, stufati, chili, insalate, ecc. 6. Fai una lista della spesa: Una volta pianificati i pasti, crea una lista della spesa dettagliata con tutti gli ingredienti necessari. In questo modo eviterai di dimenticare qualcosa e di acquistare cibi non necessari. 7. Scegli ricette semplici e veloci: Opta per ricette semplici e veloci durante i giorni più frenetici della settimana. Puoi risparmiare tempo preparando pasti che richiedono pochi ingredienti e poco tempo di preparazione.

8. Varietà e bilanciamento: Assicurati di includere una varietà di alimenti e nutrienti nei pasti pianificati, bilanciando proteine, carboidrati complessi, grassi sani, fibre, vitamine e minerali. 9. Flessibilità: Sii flessibile con la pianificazione dei pasti e adatta il menù in base agli imprevisti e ai cambiamenti dell'agenda. 10. Prepara con anticipo: Quando possibile, prepara gli ingredienti in anticipo o prepara i pasti principali in anticipo e conservali in frigorifero o freezer per un accesso rapido durante la settimana. La pianificazione dei pasti richiede un po' di tempo e organizzazione iniziale, ma può rendere la gestione dell'alimentazione più efficiente e favorire scelte alimentari più sane e bilanciate nel lungo termine.

CONSIGLI PRATICI PER IL SUCCESSO

ACQUISTARE ALIMENTI A BASSO INDICE GLICEMICO

Acquistare alimenti a basso indice glicemico può essere una strategia utile per promuovere la salute metabolica e mantenere stabili i livelli di zucchero nel sangue. Ecco alcuni suggerimenti su come selezionare alimenti a basso indice glicemico durante lo shopping: 1. Preferisci cereali integrali: Scegli pane integrale, pasta integrale, riso integrale, Quinoa, farro e altri cereali integrali rispetto alle loro controparti raffinate ad alto indice glicemico. 2. Opta per legumi: Acquista una varietà di legumi come lenticchie, fagioli, ceci e piselli.

3. Includi abbondanza di verdure: Riempire il carrello della spesa con una varietà di verdure fresche, tra cui broccoli, spinaci, cavoli, carote, zucchine, pomodori e peperoni. Le verdure non amidacee sono generalmente a basso indice glicemico e ricche di fibre e nutrienti. 4. Scegli frutta fresca: Opta per frutta fresca a basso indice glicemico come mele, pere, fragole, mirtilli, lamponi, ciliegie, arance e kiwi. Evita le varietà di frutta troppo mature o troppo zuccherine. 5. Leggi le etichette degli alimenti: Controlla le etichette degli alimenti per cercare prodotti con basso contenuto di zuccheri aggiunti e ingredienti raffinati. Evita alimenti confezionati e snack ad alto contenuto di zuccheri e carboidrati raffinati. 6. Limita i cibi processati: Riduci al minimo il consumo di cibi processati come biscotti, dolci, merendine e cibi confezionati, che spesso contengono zuccheri aggiunti e altri ingredienti ad alto indice glicemico.

7. Acquista fonti proteiche magre: Scegli carni magre come pollo, tacchino, pesce e uova, così come latticini a basso contenuto di grassi come yogurt greco e formaggio magro. 8. Integra con grassi sani: Acquista grassi sani come avocado, noci, semi, olio d'oliva extravergine e olio di cocco per aggiungere sapore e nutrienti ai pasti. 9. Pianifica con cura: Fai una lista della spesa basata sui pasti che hai pianificato per la settimana in modo da evitare acquisti impulsivi e mantenere il focus sugli alimenti a basso indice glicemico. 10. Fai scelte consapevoli: Scegliere alimenti a basso indice glicemico non significa limitarsi a pochi alimenti, ma piuttosto espandere la varietà e l'equilibrio nella tua dieta per promuovere la salute metabolica e il benessere generale.

SUGGERIMENTI PER CUCINARE E PREPARARE IL CIBO

Ecco alcuni suggerimenti utili per cucinare e preparare il cibo in modo sano e gustoso: 1. Utilizza metodi di cottura leggeri: Preferisci metodi di cottura leggeri come la cottura al vapore, la grigliatura, la cottura al forno, la cottura in padella antiaderente o la cottura al cartoccio. Questi metodi riducono l'uso di grassi aggiunti e conservano il sapore naturale degli alimenti. 2. Limita l'uso di grassi saturi: Riduci l'uso di grassi saturi come burro e margarina e preferisci grassi sani come olio d'oliva extravergine, olio di cocco, olio di semi di girasole e olio di semi di lino. 3. Sperimenta le erbe aromatiche e le spezie: Utilizza una varietà di erbe aromatiche fresche e spezie per aggiungere sapore ai tuoi piatti senza l'aggiunta di sale o condimenti ad alto contenuto di sodio. Prova basilico, prezzemolo, origano, rosmarino, timo, pepe nero, curcuma, zenzero, paprika e cannella.

4. Aggiungi verdure in abbondanza: Incrementa l'apporto di verdure nei tuoi piatti aggiungendo una varietà di colori e sapori. Le verdure non solo aggiungono fibra e nutrienti essenziali, ma contribuiscono anche a rendere i pasti più abbondanti e sazianti. 5. Scegli ingredienti freschi e di stagione: Prediligi ingredienti freschi, di stagione e locali quando possibile. Gli ingredienti freschi offrono il miglior sapore e valore nutrizionale. 6. Riduci l'uso di zuccheri aggiunti: Limita l'uso di zuccheri aggiunti nei tuoi piatti. Utilizza alternative naturali allo zucchero come miele, sciroppo d'acero o stevia per dolcificare le ricette. 7. Bilancia i sapori: Sperimenta una varietà di sapori contrastanti e complementari nei tuoi piatti. Bilancia il dolce con l'amaro, l'acido con il dolce, e il piccante con il cremoso per creare piatti equilibrati e appaganti.

8. Prepara pasti in batch: Dedica del tempo a preparare pasti in batch durante il fine settimana o quando hai più tempo a disposizione. Puoi cucinare grandi quantità di cibo e conservarle per avere pasti pronti da riscaldare durante la settimana. 9. Sii creativo: Sperimenta con nuove ricette, ingredienti e combinazioni di sapori per rendere la cucina un'esperienza divertente e stimolante. 10. Goditi il processo: Preparare il cibo può essere un momento di relax e soddisfazione. Approfitta del tempo trascorso in cucina per connetterti con il cibo e con chi lo condividerà con te. Seguendo questi suggerimenti, puoi preparare pasti deliziosi e nutrienti che contribuiranno al tuo benessere e a quello dei tuoi cari.

MANGIARE FUORI MENTRE SI SEGUE UNA DIETA A BASSO INDICE GLICEMICO

Mangiare fuori mentre si segue una dieta a basso indice glicemico può essere una sfida, ma è possibile fare scelte alimentari consapevoli per mantenere stabili i livelli di zucchero nel sangue. Ecco alcuni suggerimenti per mangiare fuori rispettando l'indice glicemico: 1. Scegliere ristoranti con opzioni salutari: Cerca ristoranti che offrano opzioni di menu sane e equilibrate, come insalate fresche, piatti a base di pesce o carne magra, e contorni di verdure. 2. Leggere attentamente il menu: Prima di ordinare, prenditi del tempo per leggere attentamente il menu e cercare piatti a base di proteine magre, carboidrati complessi e verdure. Evita piatti fritti, panini e cibi ad alto contenuto di zuccheri aggiunti.

3. Fare domande al personale: Non esitare a fare domande al personale del ristorante riguardo agli ingredienti e ai metodi di preparazione dei piatti. Chiedi se è possibile apportare modifiche al piatto per renderlo più adatto alla tua dieta a basso indice glicemico. 4. Scegliere porzioni moderate: Cerca di evitare porzioni eccessivamente grandi e cerca di mantenere le porzioni moderate. Se il piatto è troppo grande, considera di dividere la porzione o di portare a casa gli avanzi per un pasto successivo. 5. Evitare le bevande zuccherate: Limita il consumo di bevande zuccherate come bibite gassate, succhi di frutta e cocktail dolci. Opta per acqua, tè non zuccherati o bevande a base di erbe per ridurre l'apporto di zuccheri aggiunti. 6. Attenzione alle salse e alle condizioni: Molte salse e condimenti possono contenere zuccheri aggiunti e carboidrati raffinati. Scegli salse leggere o chiedi di avere le salse servite a parte in modo da poter controllare la quantità che utilizzi.

7. Ordinare antipasti e contorni: Se non trovi opzioni principali adatte alla tua dieta, considera di ordinare una serie di antipasti o contorni che rispettino i principi della dieta a basso indice glicemico. 8. Essere consapevoli delle combinazioni alimentari: Cerca di bilanciare i pasti con una combinazione di proteine, carboidrati complessi e grassi sani per mantenere stabili i livelli di zucchero nel sangue e favorire una sensazione di sazietà. 9. Evitare i cibi ricchi di carboidrati semplici: Limita il consumo di cibi ad alto indice glicemico come pane bianco, riso bianco, patatine fritte e dolci ricchi di zuccheri. 10. Goditi il pasto: Mangiare fuori dovrebbe essere un'esperienza piacevole. Cerca di concentrarti sul goderti il pasto e la compagnia piuttosto che sullo stress legato alla scelta dei cibi. Con un po' di pianificazione e consapevolezza, è possibile mantenere una dieta a basso indice glicemico anche quando si mangia fuori.

GESTIRE LE SFIDE

SUPERARE GLI OSTACOLI COMUNI

Superare gli ostacoli comuni legati alla dieta e al mantenimento di uno stile di vita sano può richiedere impegno e consapevolezza. Ecco alcuni consigli per affrontare alcune sfide comuni: 1. Mancanza di tempo: Organizza il tuo tempo in modo da includere la preparazione dei pasti e l'attività fisica nella tua routine quotidiana. Pianifica i pasti della settimana in anticipo e cerca ricette veloci e salutari che si adattino al tuo stile di vita. 2. Socializzazione e pressioni esterne: Comunica apertamente con amici e familiari riguardo ai tuoi obiettivi di salute in modo che possano supportarti. Scegli ristoranti che offrono opzioni sane e fai scelte consapevoli quando sei invitato a eventi sociali.

3. Stress ed emotività: Trova modi sani per gestire lo stress, come la meditazione, lo yoga, l'attività fisica o la terapia. Cerca di individuare i tuoi trigger emotivi e sviluppa strategie alternative per affrontarli senza ricorrere al cibo. **4. Sazieta' e fame:** Mantieni la sazietà scegliendo cibi ricchi di fibre, proteine e grassi sani che ti aiutano a sentirti pieno più a lungo. Evita di lasciarti affamare e pianifica spuntini sani per evitare eccessi durante i pasti principali. **5. Manca di motivazione:** Trova un motivo personale e significativo per adottare uno stile di vita sano. Potrebbe essere migliorare la salute, aumentare l'energia, o raggiungere un obiettivo specifico. Mantieni viva la motivazione con piccoli successi e ricompense non alimentari. **6. Mancanza di conoscenza:** Informati sulle opzioni alimentari salutari e impara a leggere le etichette degli alimenti per fare scelte consapevoli.

Consulta un professionista della salute, come un nutrizionista o un dietologo, per ricevere consulenza e supporto personalizzati. 7. Ricadute e errori: Accetta che le ricadute possono accadere e che fanno parte del percorso di miglioramento personale. Non ti punire per gli errori, ma impara da essi e torna subito alla tua routine salutare. 8. Resistenza al cambiamento: Fai piccoli cambiamenti progressivi anziché cercare di trasformare radicalmente la tua vita da un giorno all'altro. Sii gentile con te stesso e riconosci i tuoi successi, anche quelli più piccoli. Affrontare questi ostacoli richiede tempo, pazienza e impegno costante, ma con determinazione e supporto adeguato, è possibile superarli e raggiungere i tuoi obiettivi di salute a lungo termine.

ADATTARE LA DIETA AI DIVERSI STILI DI VITA

Adattare la dieta ai diversi stili di vita è essenziale per garantire che sia sostenibile e in linea con le esigenze individuali. Ecco alcuni suggerimenti per adattare la tua dieta a vari stili di vita: 1. Stile di vita attivo: Se sei una persona attiva o pratichi regolarmente attività fisica, assicurati di includere abbastanza carboidrati complessi nella tua dieta per fornire energia e supportare la tua attività fisica. Le proteine magre e i grassi sani dovrebbero essere parte integrante dei pasti per la riparazione muscolare e il recupero. 2. Stile di vita sedentario: Se conduci uno stile di vita più sedentario, assicurati di monitorare attentamente la quantità di calorie che assumi e fai attenzione a non eccedere con porzioni troppo grandi. Concentrati su cibi integrali, fibre e nutrienti densi per mantenere la salute metabolica e gestire il peso.

3. Lavoro impegnativo: Se svolgi un lavoro che richiede sforzo fisico o mentale, assicurati di pianificare pasti che ti forniscano l'energia e la concentrazione di cui hai bisogno durante la giornata. Opta per pasti bilanciati che includano proteine, carboidrati complessi e grassi sani. 4. Viaggi frequenti: Se viaggi spesso per lavoro o piacere, pianifica in anticipo i pasti e cerca opzioni salutari nei ristoranti o negli aeroporti. Porta con te spuntini sani come frutta secca, barrette proteiche fatte in casa o verdure tagliate per evitare di dover fare scelte alimentari non salutari in caso di fame improvvisa. 5. Orari irregolari: Se i tuoi orari di pasto sono irregolari a causa del lavoro o di altri impegni, cerca di mantenere la coerenza nelle scelte alimentari. Fai scorta di cibi salutari che possono essere consumati rapidamente quando sei in movimento e pianifica pasti equilibrati quando hai più tempo a disposizione.

6. Vincoli di budget: Se hai vincoli di budget, pianifica pasti economici ma nutrienti utilizzando ingredienti economici come legumi, cereali integrali, verdure di stagione e proteine magre come uova e pollo. 7. Dieta vegetariana o vegana: Se segui una dieta vegetariana o vegana, assicurati di ottenere abbastanza proteine da fonti vegetali come legumi, tofu, tempeh, quinoa e semi. Fai attenzione a integrare la tua dieta con vitamine e minerali essenziali come la vitamina B12, il ferro e il calcio. 8. Intolleranze alimentari o allergie: Se hai intolleranze alimentari o allergie, adatta la tua dieta evitando gli alimenti che scatenano una reazione allergica o un disagio digestivo. Cerca alternative nutrienti e gustose per sostituire gli alimenti che devi eliminare dalla tua dieta. Inoltre, è importante essere flessibili e adattare la tua dieta in base alle tue esigenze e preferenze personali. Ascolta il tuo corpo e fai modifiche quando necessario per garantire che la tua alimentazione supporti il tuo stile di vita e il tuo benessere complessivo.

4. Trova supporto: Cerca il supporto di amici, familiari o gruppi di sostegno che condividono i tuoi obiettivi di salute. Condividere le sfide e i successi con gli altri può rendere il percorso più gestibile e motivante. 5. Fai del benessere una priorità: Ricorda che prendersi cura di te stesso è importante. Dedica del tempo ogni giorno per fare attività fisica, rilassarti, dormire bene e nutrire il tuo corpo con cibi nutrienti. 6. Visualizza il tuo successo: Immagina te stesso raggiungere i tuoi obiettivi di salute. Visualizza come ti sentirai e che cosa farai quando raggiungerai i tuoi traguardi. Questo può aiutarti a rimanere motivato e focalizzato sul tuo percorso. 7. Sii flessibile: La vita è piena di imprevisti e ostacoli. Sii flessibile nei tuoi approcci e adatta la tua strategia quando necessario. Non temere di apportare modifiche al tuo piano se non sta funzionando come previsto.

8. Ricorda il tuo "perché": Mantieni sempre presente il motivo per cui hai iniziato questo viaggio verso una vita più sana. Questo "perché" può darti la motivazione necessaria per superare le sfide e continuare a progredire. Con determinazione, impegno e una mentalità positiva, sei sulla strada giusta per il successo continuo nella tua dieta dell'indice glicemico e nel tuo percorso verso una migliore salute e benessere generale.

INFORMAZIONI AGGIUNTIVE SULL'INDICE GLICEMICO

Ecco alcune informazioni aggiuntive sull'indice glicemico (IG) che possono essere utili: 1. Definizione dell'Indice Glicemico: L'Indice Glicemico è una scala che misura quanto rapidamente un alimento contenente carboidrati aumenta i livelli di glucosio nel sangue rispetto a un alimento di riferimento, di solito il glucosio o il pane bianco. Gli alimenti vengono classificati in base al loro IG in basso, medio o alto. 2. Fattori che influenzano l'Indice Glicemico: Vari fattori possono influenzare l'IG di un alimento, tra cui la composizione chimica, la presenza di fibre, la manipolazione e la cottura degli alimenti, la combinazione di cibi in un pasto e la maturazione dei frutti. 3. Alimenti ad Alto Indice Glicemico: Gli alimenti ad alto IG causano un rapido aumento dei livelli di zucchero nel sangue.

Questi includono cibi come pane bianco, dolci, bevande zuccherate, patate fritte e cereali raffinati. 4. Alimenti a Basso Indice Glicemico: Gli alimenti a basso IG producono un aumento graduale dei livelli di zucchero nel sangue. Questi includono frutta e verdura non amidacee, legumi, cereali integrali, latticini magri e alcune fonti di proteine. 5. Importanza dell'Indice Glicemico nella Dieta: La gestione dell'IG degli alimenti consumati può essere utile per controllare i livelli di zucchero nel sangue, mantenere la sensazione di sazietà più a lungo, ridurre il rischio di sviluppare diabete di tipo 2 e aiutare nella perdita di peso. 6. Glicemia Postprandiale: La glicemia postprandiale è il livello di zucchero nel sangue dopo un pasto. Ridurre l'IG degli alimenti consumati può contribuire a mantenere la glicemia postprandiale entro limiti accettabili, il che è importante per la salute metabolica e la prevenzione delle malattie croniche.

7. Pianificazione dei Pasti: La pianificazione dei pasti considerando l'IG degli alimenti può aiutare a creare pasti più equilibrati e salutari. Combinare alimenti a basso IG con proteine magre, grassi sani e fibre può contribuire a mantenere stabili i livelli di zucchero nel sangue e favorire una migliore salute generale. 8. Monitoraggio dell'Indice Glicemico: È possibile trovare tabelle e database online che forniscono informazioni sull'IG degli alimenti. Queste risorse possono essere utili per pianificare pasti e fare scelte alimentari più consapevoli. Comprensione dell'IG degli alimenti e come influisce sulla salute metabolica può essere un componente importante di una dieta equilibrata e sana. Incorporare alimenti a basso IG nella tua alimentazione quotidiana può contribuire a migliorare il benessere generale e prevenire condizioni legate alla glicemia elevata.

COS'È LA DIETA DELL'INDICE GLICEMICO

La Dieta dell'Indice Glicemico è un approccio alimentare che si basa sul concetto dell'indice glicemico (IG). L'indice glicemico misura quanto rapidamente un alimento aumenta i livelli di zucchero nel sangue dopo essere stato consumato. Gli alimenti con un alto indice glicemico causano un rapido aumento della glicemia, mentre quelli con un basso indice glicemico provocano un aumento più graduale e controllato della glicemia. L'obiettivo della dieta dell'indice glicemico è quello di scegliere alimenti con un IG più basso per stabilizzare i livelli di zucchero nel sangue, controllare l'appetito e favorire una maggiore sensazione di sazietà. Inoltre, questa dieta può contribuire a migliorare la sensibilità all'insulina e a gestire il peso corporeo.

Gli alimenti a basso indice glicemico includono verdure non amidacee, legumi, cereali integrali, frutta fresca, latticini magri e proteine magre. Al contrario, alimenti ad alto indice glicemico includono zuccheri raffinati, pane bianco, riso bianco, patate e snack dolci. La dieta dell'indice glicemico incoraggia il consumo di alimenti integrali e non processati, promuovendo una dieta ricca di fibre, vitamine e minerali. Inoltre, favorisce il controllo delle porzioni e l'equilibrio complessivo della dieta. Questo approccio dietetico può essere particolarmente utile per le persone con diabete di tipo 2, poiché può aiutare a migliorare il controllo glicemico. Tuttavia, è importante consultare un professionista della salute prima di adottare qualsiasi dieta, specialmente se si hanno condizioni mediche preesistenti.

I BENEFICI DELLA DIETA

La Dieta dell'Indice Glicemico offre diversi benefici per la salute: 1. Controllo del peso: Gli alimenti a basso indice glicemico tendono a produrre una sensazione di sazietà più duratura, riducendo così la fame e il desiderio di spuntini non salutari tra i pasti. Questo può aiutare nel controllo del peso e nella gestione dell'appetito. 2. Stabilizzazione dei livelli di zucchero nel sangue: L'adozione di una dieta a basso indice glicemico può contribuire a mantenere più stabili i livelli di zucchero nel sangue nel corso della giornata, riducendo il rischio di picchi glicemici e ipoglicemia reattiva. 3. Miglior controllo dell'insulina: Una dieta a basso indice glicemico può migliorare la sensibilità all'insulina e ridurre la resistenza insulinica, contribuendo così a prevenire o gestire il diabete di tipo 2.

4. Promozione della salute cardiometabolica: Riducendo il consumo di alimenti ad alto indice glicemico, la dieta può contribuire a migliorare i livelli di colesterolo nel sangue, riducendo il rischio di malattie cardiovascolari e migliorando la salute generale del cuore. 5. Migliore gestione dell'energia: Gli alimenti a basso indice glicemico forniscono una fonte di energia più stabile e duratura rispetto agli alimenti ad alto indice glicemico, contribuendo a mantenere un livello costante di energia nel corso della giornata. 6. Promozione di una dieta equilibrata: La dieta dell'indice glicemico favorisce il consumo di alimenti integrali, frutta, verdura, cereali integrali e proteine magre, incoraggiando così un'alimentazione equilibrata e ricca di nutrienti. 7. Controllo dell'appetito: Gli alimenti a basso indice glicemico tendono ad essere più sazianti, il che può aiutare a ridurre la quantità complessiva di cibo consumato e a prevenire eccessi alimentari.

8. Miglioramento della salute digestiva: Gli alimenti a basso indice glicemico sono spesso ricchi di fibre, che possono favorire la salute digestiva, migliorare la regolarità intestinale e ridurre il rischio di malattie digestive. Adottare la Dieta dell'Indice Glicemico può contribuire a migliorare la salute generale e a prevenire una serie di patologie legate all'alimentazione e allo stile di vita. Tuttavia, è importante ricordare che una dieta equilibrata e uno stile di vita sano sono fondamentali per ottenere i massimi benefici per la salute.

RICETTE
DI ANTIPASTI

BRUSCHETTE INTEGRALI CON POMODORINI E BASILICO FRESCO

Tempi di preparazione: 10 minuti

Tempi di cottura: 5 minuti

Dosi per 4 persone:

Ingredienti

Pane integrale: 400g

Pomodorini ciliegino: 250g

Basilico fresco: 30g

Aglio: 2 spicchi

Olio d'oliva extravergine: 60ml

Sale e pepe q.b.

Preparazione:

Taglia il pane integrale a fette e grigialo leggermente. Taglia i pomodorini a metà e trita il basilico fresco. Sbuccia gli spicchi d'aglio e strofinali sulle fette di pane grigliato. Distribuisci i pomodorini e il basilico sulle fette di pane. Condisci con olio d'oliva extravergine, sale e pepe. Servi immediatamente. Valori nutrizionali (per porzione): Calorie: 220 kcal Proteine: 6g Grassi: 8g Carboidrati: 30g Fibre: 5g Zuccheri: 4g Sodio: 300mg.

CROSTINI DI PANE INTEGRALE CON PATÉ DI OLIVE NERE

Tempi di preparazione: 15 minuti

Tempi di cottura: 0 minuti

Dosi per 4 persone:

Ingredienti:

Pane integrale: 300g

Olive nere denocciolate: 150g

Acciughe sott'olio: 50g

Capperi: 30g

Olio d'oliva extravergine: 60ml

Succo di limone: 1 cucchiaio

Pepe nero macinato q.b.

Preparazione:

Taglia il pane integrale a fette e tostale leggermente. Nel frullatore, unisci le olive nere, le acciughe, i capperi, l'olio d'oliva extravergine e il succo di limone. Frulla fino a ottenere una consistenza cremosa. Spalma il paté ottenuto sulle fette di pane tostato. Aggiungi pepe nero macinato a piacere. Servi come antipasto o come spuntino. Queste deliziose ricette sono perfette per un'esperienza culinaria sana e gustosa! Valori nutrizionali (per porzione): Calorie: 180 kcal Proteine: 4g Grassi: 10g Carboidrati: 15g Fibre: 3g Zuccheri: 1g Sodio: 350mg.

INSALATA CAPRESE CON MOZZARELLA LIGHT E POMODORI CILIEGIA

Tempi di preparazione: 10 minuti

Tempi di cottura: 0 minuti

Dosi per 4 persone:

Ingredienti

Mozzarella light: 200g

Pomodori ciliegia: 300g

Basilico fresco: 20g

Olio d'oliva extravergine: 30ml

Aceto balsamico: 15ml

Sale e pepe q.b.

Preparazione:

Taglia la mozzarella light a fette sottili e i pomodorini ciliegia a metà. Disponi alternativamente le fette di mozzarella e i pomodorini su un piatto da portata. Aggiungi foglie di basilico fresco tra gli strati. Condisci con olio d'oliva extravergine, aceto balsamico, sale e pepe. Servi fresco. 7. Valori Nutrizionali (per porzione approssimativa): Calorie: 120 kcal Proteine: 8g Grassi: 7g Carboidrati: 5g Fibre: 1g Zuccheri: 3g Sodio: 250mg

PROSCIUTTO CRUDO CON FETTE DI MELONE

Tempi di preparazione: 5 minuti

Tempi di cottura: 0 minuti

Dosi per 4 persone:

Ingredienti:

Prosciutto crudo: 150g

Melone: 400g

Preparazione:

Taglia il melone a fette e rimuovi i semi. Avvolgi ogni fetta di melone con una fetta di prosciutto crudo. Disponi gli involtini su un piatto da portata. Servi fresco. 7. Valori Nutrizionali (per porzione approssimativa): Calorie: 90 kcal Proteine: 6g Grassi: 3g Carboidrati: 10g Fibre: 1g Zuccheri: 10g Sodio: 450mg.

CARPACCIO DI ZUCCHINE CON FORMAGGIO MAGRO E OLIO EXTRAVERGINE DI OLIVA

Tempi di preparazione: 15 minuti

Tempi di cottura: 0 minuti

Dosi per 4 persone:

Ingredienti:

Zucchine: 300g

Formaggio magro a fette: 150g

Olio extravergine di oliva: 30ml

Succo di limone: 15ml

Sale e pepe q.b.

Preparazione:

Taglia le zucchine a fette sottili con una mandolina o un coltello affilato. Disponi le fette di zucchine su un piatto da portata. Aggiungi le fette di formaggio magro sopra le zucchine. Condisci con olio extravergine di oliva, succo di limone, sale e pepe. Servi fresco. Valori nutrizionali: (per porzione): Calorie: 120 kcal Proteine: 8g Grassi: 9g Carboidrati: 4g Fibre: 2g Zuccheri: 2g Sodio: 250mg.

INSALATA DI MARE CON GAMBERETTI E AVOCADO

Tempi di preparazione: 10 minuti

Tempi di cottura: 5 minuti

(per la cottura dei gamberetti)

Dosi per 4 persone:

Ingredienti:

Gamberetti sgusciati: 250g

Avocado maturo: 2

Lattuga mista: 200g

Pomodorini ciliegia: 150g

Succo di limone: 30ml

Olio extravergine di oliva: 30ml

Sale e pepe q.b.

Preparazione:

Cuoci i gamberetti in acqua bollente salata per circa 3/5 minuti, fino a quando diventano rosa e opachi. Scolali e lasciali raffreddare. Taglia gli avocado a cubetti e i pomodorini a metà. Disponi la lattuga mista su un piatto da portata. Aggiungi gli avocado, i pomodorini e i gamberetti sulla lattuga. Condisci con succo di limone, olio extravergine di oliva, sale e pepe. Servi immediatamente. Assicurati di adattare le quantità degli ingredienti in base alle tue preferenze e alle esigenze dietetiche. Valori nutrizionali: (per porzione): Calorie: 180 kcal Proteine: 10g Grassi: 12g Carboidrati: 10g Fibre: 6g Zuccheri: 2g Sodio: 350mg.

INVOLTINI DI MELANZANE GRIGLIATE CON RICOTTA LIGHT

Tempi di preparazione: 20 minuti

Tempi di cottura: 15 minuti

Dosi per 4 persone:

Ingredienti:

Melanzane: 2 grandi (circa 400g)

Ricotta light: 200g

Pomodori secchi sott'olio: 50g

Formaggio grattugiato light: 30g

Basilico fresco: 20g

Olio d'oliva extravergine: 30ml

Sale e pepe q.b.

Preparazione:

Affetta le melanzane nel senso della lunghezza, spennellale con olio e grigliale fino a renderle morbide. In una ciotola, mescola la ricotta con i pomodori secchi tritati, il formaggio grattugiato, il basilico tritato, sale e pepe. Dividi il composto di ricotta sulle fette di melanzane e arrotolale. Fissa gli involtini con degli stuzzicadenti e griglia per alcuni minuti. Servi caldi. Valori nutrizional (per porzione): Calorie: 180 kcal Proteine: 8g Grassi: 10g Carboidrati: 15g Fibre: 5g Zuccheri: 3g Sodio: 300mg

VELLUTATA DI ZUCCA CON CROSTINI INTEGRALI AL ROSMARINO

Tempi di preparazione: 20 minuti 3.

Tempi di cottura: 30 minuti 4.

Dosi per 4 persone: 5.

Ingredienti:

Zucca: 1 kg

Cipolla: 1 grande (circa 150g)

Patate: 2 medie (circa 300g)

Brodo vegetale: 1 litro

Olio d'oliva extravergine: 30ml

Sale e pepe q.b.

Pane integrale: 200g

Rosmarino fresco: 10g

Preparazione:

Taglia la zucca, le patate e la cipolla a pezzi grossolani. In una pentola, soffriggi la cipolla con olio d'oliva fino a doratura, quindi aggiungi la zucca e le patate. Copri con brodo vegetale e cuoci finché le verdure non diventano tenere. Frulla il tutto fino ad ottenere una vellutata liscia, aggiusta di sale e pepe. Per i crostini: taglia il pane a fette, spennella con olio d'oliva, cospargi di rosmarino tritato e cuoci in forno fino a doratura. Servi la vellutata con i crostini caldi. Assicurati di adattare le quantità degli ingredienti in base alle tue preferenze e alle esigenze dietetiche. Valori nutrizionali (per porzione) Calorie: 120 kcal Proteine: 3g Grassi: 4g Carboidrati: 20g Fibre: 5g Zuccheri: 5g Sodio: 300mg.

FRITTELLE DI ZUCCHINE
E FARINA DI CECI

Tempi di preparazione: 15 minuti

Tempi di cottura: 10 minuti

Dosi per 4 persone:

Ingredienti:

Zucchine: 400g

Farina di ceci: 150g

Uova: 2 Cipolla tritata: 1 piccola

Prezzemolo fresco tritato: 2 cucchiai

Sale e pepe q.b.

Olio d'oliva extravergine

per friggere: quanto basta

Preparazione:

Grattugia le zucchine e strizzale per eliminare l'acqua in eccesso. In una ciotola, mescola le zucchine grattugiate con la farina di ceci, le uova, la cipolla tritata, il prezzemolo, il sale e il pepe. Scalda dell'olio d'oliva in una padella antiaderente. Forma delle frittelle con il composto e friggile fino a quando sono dorate su entrambi i lati. Scolale su carta assorbente per eliminare l'eccesso di olio. Servi calde con una salsa a piacere. 7. Valori Nutrizionali (per porzione approssimativa): Calorie: 180 kcal Proteine: 8g Grassi: 7g Carboidrati: 20g Fibre: 4g Zuccheri: 3g Sodio: 300mg.

TARTARE DI SALMONE CON AVOCADO E LIME

Tempi di preparazione: 20 minuti

Tempi di cottura: 0 minuti

Dosi per 4 persone:

Ingredienti:

Salmone fresco: 300g

Avocado maturo: 2

Lime: 2

Cipolla rossa tritata: 1 piccola

Prezzemolo fresco tritato: 2 cucchiai

Sale e pepe q.b.

Olio d'oliva extravergine: 2 cucchiai

Preparazione:

Taglia il salmone a dadini piccoli e mettilo in una ciotola. Schiaccia gli avocado e aggiungili al salmone insieme alla cipolla rossa tritata, al prezzemolo, al succo di lime, all'olio d'oliva, al sale e al pepe. Mescola delicatamente. Forma delle porzioni utilizzando un coppapasta e disponile nei piatti da portata. Decorare con fette di lime e foglie di prezzemolo, se desiderato. Servi freddo. 7. Valori Nutrizionali (per porzione approssimativa): Calorie: 220 kcal Proteine: 15g Grassi: 12g Carboidrati: 10g Fibre: 5g Zuccheri: 2g Sodio: 300mg.

INSALATA DI QUINOA CON VERDURE MISTE

Tempi di preparazione: 15 minuti

Tempi di cottura: 20 minuti

Dosi per 4 persone:

Ingredienti:

Quinoa: 1 tazza (200g)

Verdure miste (zucchine, pomodorini, peperoni, carote, etc.):

300g Cetrioli: 2 piccoli

Foglie di prezzemolo fresco: 1 mazzetto

Succo di limone: 2 cucchiai

Olio d'oliva extravergine: 2 cucchiai

Sale e pepe q.b.

Preparazione:

Risciacqua la quinoa sotto acqua corrente e cuocila seguendo le istruzioni riportate sulla confezione. Lasciala raffreddare. Taglia le verdure a dadini e i cetrioli a fette sottili. In una ciotola grande, unisci la quinoa cotta, le verdure tagliate, il prezzemolo tritato, il succo di limone, l'olio d'oliva, il sale e il pepe. Mescola bene. Lascia riposare in frigorifero per almeno 30 minuti prima di servire. Servi l'insalata fredda o a temperatura ambiente. 7. Valori Nutrizionali (per porzione approssimativa): Calorie: 250 kcal Proteine: 8g Grassi: 8g Carboidrati: 35g Fibre: 6g Zuccheri: 4g Sodio: 300mg.

MOZZARELLA LIGHT IN CARROZZA CON SALSA MARINARA FATTA IN CASA

Tempi di preparazione: 15 minuti

Tempi di cottura: 10 minuti

Dosi per 4 persone:

Ingredienti:

Mozzarella light: 200g

Pane per sandwich integrale: 8 fette

Uova: 2, Latte scremato: 100ml

Farina integrale: 50g

Pomodori pelati: 400g

(per la salsa marinara)

Aglio: 2 spicchi

Olio d'oliva extravergine: 2 cucchiai

Basilico fresco: 1 mazzetto

Sale e pepe q.b.

Preparazione:

Per la salsa marinara, in una padella, scaldare l'olio d'oliva e rosolare l'aglio tritato. Aggiungere i pomodori pelati e cuocere a fuoco medio per 10 minuti. Aggiustare di sale e pepe e aggiungere il basilico tritato. Tagliare la mozzarella a fette e farla asciugare su carta assorbente. Preparare i sandwich con la mozzarella all'interno. In una ciotola, sbattere le uova con il latte. Passare le fette di pane nella farina, nell'uovo sbattuto e infine nella farina di mais. Friggere le fette di pane in olio caldo fino a doratura. Servire le mozzarelle in carrozza calde con la salsa marinara. 7. Valori Nutrizionali (per porzione approssimativa, esclusa la salsa marinara): Calorie: 280 kcal Proteine: 14g Grassi: 10g Carboidrati: 35g Fibre: 5g Zuccheri: 4g Sodio: 400mg.

CROSTINI INTEGRALI CON RICOTTA E MIELE

Tempi di preparazione: 10 minuti

Tempi di cottura: 5 minuti

Dosi per 4 persone:

Ingredienti:

Fette di pane integrale: 8 fette

Ricotta: 200g

Miele: 4 cucchiai

Noci tritate (opzionale): 50g

Preparazione:

Tosta le fette di pane integrale fino a doratura. Spalma una generosa quantità di ricotta su ciascuna fetta di pane tostato. Aggiungi un filo di miele sopra la ricotta. Spolvera con le noci tritate se desiderato. Servi i crostini come antipasto o spuntino.
Valori Nutrizionali per porzione approssimativa, considerando 2 crostini):
Calorie: 150 kcal Proteine: 6g Grassi: 5g
Carboidrati: 20g Fibre: 2g Zuccheri: 8g
Sodio: 150mg

PROSCIUTTO COTTO MAGRO E FICHI FRESCHI

Tempi di preparazione: 10 minuti

Tempi di cottura: 0 minuti

Dosi per 4 persone:

Ingredienti:

Fichi freschi: 8

Fette di prosciutto cotto magro: 8 fette

Preparazione:

Taglia i fichi a metà o a quarti, a seconda delle dimensioni. Avvolgi ogni fetta di prosciutto intorno ai pezzi di fico. Disponi i bocconcini su un piatto da portata. Servi come antipasto o spuntino.Valori Nutrizionali (per porzione approssimativa, considerando 2 fette di prosciutto e 2 fichi): Calorie: 100 kcal Proteine: 6g Grassi: 2g Carboidrati: 15g Fibre: 2g Zuccheri: 12g Sodio: 300mg.

OLIVE MARINATE CON ERBE AROMATICHE E LIMONE

Tempi di preparazione: 10 minuti

Dosi per 4 persone:

Ingredienti:

Olive nere e verdi: 200g ciascuna

Scorza di limone grattugiata: da 1 limone

Erbe aromatiche (rosmarino,

timo, origano): 2 cucchiai

Pepe nero macinato: q.b.

Olio d'oliva extravergine: 2 cucchiai

Preparazione:

Sciacqua bene le olive sotto l'acqua corrente. In una ciotola, mescola le olive con la scorza di limone grattugiata, le erbe aromatiche, il pepe nero e l'olio d'oliva. Copri la ciotola e lascia marinare in frigorifero per almeno 1 ora. Servi le olive marinate come antipasto. 6. Valori Nutrizionali (per porzione approssimativa): Calorie: 100 kcal Proteine: 1g Grassi: 10g Carboidrati: 2g Fibre: 1g Zuccheri: 0g Sodio: 500mg

MELANZANE GRIGLIATE CON POMODORI SECCHI E BASILICO FRESCO

Tempi di preparazione: 15 minuti

Tempi di cottura: 10 minuti

Dosi per 4 persone:

Ingredienti:

Melanzane: 2 medie

Pomodori secchi sott'olio: 50g

Basilico fresco: 20g

Olio d'oliva extravergine: 3 cucchiai

Sale e pepe q.b.

Preparazione:

Taglia le melanzane a fette sottili. Scalda una griglia e spennella le fette di melanzane con olio d'oliva. Griglia le fette di melanzane fino a quando sono morbide e presentano delle striature. Disponi le fette di melanzane su un piatto da portata. Aggiungi i pomodori secchi e le foglie di basilico fresco sopra le fette di melanzane. Condisci con sale, pepe e un filo d'olio d'oliva. Servi le melanzane grigliate come antipasto o contorno. 7. Valori Nutrizionali (per porzione approssimativa): Calorie: 120 kcal Proteine: 2g Grassi: 8g Carboidrati: 10g Fibre: 4g Zuccheri: 3g Sodio: 200mg.

TARTINE DI SALMONE AFFUMICATO CON CREMA DI FORMAGGIO MAGRO

Tempi di preparazione: 10 minuti

Dosi per 4 persone:

Ingredienti:

Salmone affumicato: 150g

Formaggio spalmabile magro: 150g

Pane integrale a fette: 8 fette

Erba cipollina fresca tritata:

2 cucchiai (opzionale)

Limone: 1, a fette sottili

per guarnire (opzionale)

Preparazione:

Tosta leggermente le fette di pane integrale. Spalma uniformemente il formaggio spalmabile magro sulle fette di pane tostato. Disponi le fette di salmone affumicato sopra il formaggio. Guarnisci con erba cipollina fresca tritata e fette sottili di limone, se desiderato. Servi come antipasto o spuntino. 6. Valori Nutrizionali (per porzione approssimativa): Calorie: 180 kcal Proteine: 12g Grassi: 8g Carboidrati: 15g Fibre: 3g Zuccheri: 2g Sodio: 300mg.

INSALATA DI FAGIOLI CANNELLINI CON TONNO AL NATURALE E CIPOLLA ROSSA

Tempi di preparazione: 15 minuti

Dosi per 4 persone:

Ingredienti:

Fagioli cannellini in scatola,

scolati e sciacquati: 400g

Tonno al naturale, sgocciolato: 200g

Cipolla rossa, affettata

sottilmente: 1 media

Prezzemolo fresco tritato: 2 cucchiai

Succo di limone: 2 cucchiai

Olio d'oliva extravergine: 3 cucchiai

Sale e pepe q.b.

Preparazione:

In una ciotola grande, unisci i fagioli cannellini, il tonno sgocciolato, la cipolla rossa affettata e il prezzemolo fresco tritato. Condisci con succo di limone, olio d'oliva, sale e pepe. Mescola delicatamente per combinare gli ingredienti. Lascia riposare in frigorifero per almeno 30 minuti prima di servire. Servi come contorno o piatto unico leggero. 6. Valori Nutrizionali (per porzione approssimativa): Calorie: 220 kcal Proteine: 15g Grassi: 8g Carboidrati: 25g Fibre: 7g Zuccheri: 2g Sodio: 400mg.

BOCCONCINI DI POLLO MARINATO AL LIMONE E TIMO FRESCO

Tempi di preparazione: 15 minuti

(escluse le marinature)

Tempi di cottura: 15 minuti

Dosi per 4 persone:

Ingredienti:

Petto di pollo, tagliato a bocconcini: 500g

Succo di limone: 4 cucchiai

Scorza di limone grattugiata: da 1 limone

Timo fresco, tritato: 2 cucchiai

Olio d'oliva extravergine: 2 cucchiai

Sale e pepe q.b.

Preparazione:

In una ciotola grande, mescola il succo di limone, la scorza di limone grattugiata, il timo fresco, l'olio d'oliva, il sale e il pepe. Aggiungi i bocconcini di pollo alla marinata e mescola bene per rivestirli uniformemente. Lascia marinare in frigorifero per almeno 30 minuti. Scalda una padella antiaderente e cuoci i bocconcini di pollo marinati fino a quando sono dorati e cotti completamente. Servi caldi come secondo piatto. 7. Valori Nutrizionali (per porzione approssimativa): Calorie: 220 kcal Proteine: 30g Grassi: 10g Carboidrati: 2g Fibre: 1g Zuccheri: 0g Sodio: 300mg.

GUACAMOLE CON BASTONCINI DI VERDURE CRUDE

Tempi di preparazione: 10 minuti

Dosi per 4 persone:

Ingredienti:

Avocado maturo: 2

Pomodori, piccoli, a dadini: 2

Cipolla rossa, tritata

finemente: 1 piccola

Coriandolo fresco,

tritato: 2 cucchiai

Succo di lime: 1 lime

Sale e pepe q.b.

Preparazione:

In una ciotola, schiaccia gli avocado fino a ottenere una consistenza cremosa. Aggiungi i pomodori a dadini, la cipolla rossa tritata, il coriandolo fresco tritato e il succo di lime. Mescola bene e assaggia, aggiustando di sale e pepe secondo i tuoi gusti. Servi con bastoncini di verdure crude come carote, sedano, peperoni, ecc. 6. Valori Nutrizionali (per porzione approssimativa): Calorie: 150 kcal Proteine: 2g Grassi: 12g Carboidrati: 10g Fibre: 7g Zuccheri: 2g Sodio: 100mg.

INSALATA DI MELOGRANO, RUCOLA E SCAGLIE DI PARMIGIANO LIGHT

Tempi di preparazione: 15 minuti

Dosi per 4 persone:

Ingredienti:

Rucola fresca: 150g

Semi di melograno: 1 tazza

Parmigiano light, tagliato a scaglie: 50g

Noci tritate: 50g

Olio d'oliva extravergine: 2 cucchiai

Succo di limone: 1 cucchiaio

Sale e pepe q.b.

Preparazione:

In una ciotola grande, unisci la rucola fresca, i semi di melograno, le scaglie di parmigiano light e le noci tritate. Condisci con olio d'oliva extravergine, succo di limone, sale e pepe. Mescola delicatamente per combinare gli ingredienti. Servi come antipasto o contorno. 6. Valori Nutrizionali (per porzione approssimativa): Calorie: 120 kcal Proteine: 5g Grassi: 8g Carboidrati: 10g Fibre: 3g Zuccheri: 6g Sodio: 200mg.

CROSTINI INTEGRALI CON FUNGHI PORCINI E PREZZEMOLO FRESCO

Tempi di preparazione: 20 minuti

Tempi di cottura: 15 minuti

Dosi per 4 persone:

Ingredienti:

Funghi porcini freschi,

puliti e affettati: 300g

Pane integrale a fette: 8 fette

Aglio, tritato: 2 spicchi

Prezzemolo fresco, tritato: 2 cucchiai

 Olio d'oliva extravergine: 3 cucchiai

Sale e pepe q.b.

Preparazione:

Scalda l'olio d'oliva in una padella e aggiungi l'aglio tritato. Aggiungi i funghi porcini affettati e cuoci fino a quando sono morbidi e dorati. Aggiusta di sale e pepe. Tosta le fette di pane integrale. Distribuisci i funghi porcini sui crostini tostati. Spolvera con prezzemolo fresco tritato. Servi come antipasto o spuntino. 7. Valori Nutrizionali (per porzione approssimativa): Calorie: 160 kcal Proteine: 6g Grassi: 7g Carboidrati: 20g Fibre: 4g Zuccheri: 2g Sodio: 250mg.

POLPETTINE DI POLLO CON SALSA AGRODOLCE FATTA IN CASA

Tempi di preparazione: 20 minuti

Tempi di cottura: 15 minuti

Dosi per 4 persone:

Ingredienti:

Petto di pollo macinato: 500g

Pane grattugiato integrale: 50g

Uovo: 1

Cipolla, tritata finemente: 1 piccola

Aglio, tritato: 2 spicchi

Salsa di soia: 2 cucchiai

Aceto di mele: 2 cucchiai

Zenzero fresco grattugiato: 1 cucchiaino

Olio d'oliva extravergine: 2 cucchiai

Sale e pepe q.b.

Preparazione:

In una ciotola grande, mescola il petto di pollo macinato con il pane grattugiato, l'uovo, la cipolla, l'aglio, il sale e il pepe. Forma delle polpettine con le mani e mettile da parte. In una padella antiaderente, scalda l'olio d'oliva e cuoci le polpettine fino a quando sono dorate e cotte completamente. Nel frattempo, prepara la salsa agrodolce mescolando la salsa di soia, l'aceto di mele, e lo zenzero grattugiato in una piccola pentola. Porta ad ebollizione e riduci il calore, lasciando sobbollire fino a quando la salsa si addensa leggermente. Servi le polpettine con la salsa agrodolce come condimento. 7. Valori Nutrizionali (per porzione approssimativa): Calorie: 250 kcal Proteine: 25g Grassi: 10g Carboidrati: 15g Fibre: 2g Zuccheri: 6g Sodio: 400mg.

INSALATA DI CECI CON POMODORINI CILIEGIA E CETRIOLI

Tempi di preparazione: 15 minuti

Dosi per 4 persone:

Ingredienti:

Ceci cotti in scatola, scolati e sciacquati: 400g

Pomodorini ciliegia, tagliati a metà: 200g

Cetrioli, tagliati a cubetti: 1 grande

Cipolla rossa, affettata sottilmente:

1 piccola

Prezzemolo fresco, tritato: 2 cucchiai

Succo di limone: 2 cucchiai

Olio d'oliva extravergine: 3 cucchiai

Sale e pepe q.b.

Preparazione:

In una ciotola grande, unisci i ceci cotti, i pomodorini ciliegia, i cetrioli, la cipolla rossa e il prezzemolo fresco. Condisci con succo di limone, olio d'oliva, sale e pepe. Mescola delicatamente per combinare gli ingredienti. Lascia riposare in frigorifero per almeno 30 minuti prima di servire. Servi come contorno o piatto unico leggero. 6. Valori Nutrizionali (per porzione approssimativa): Calorie: 180 kcal Proteine: 7g Grassi: 8g Carboidrati: 20g Fibre: 6g Zuccheri: 4g Sodio: 250mg.

POMODORI RIPIENI DI TONNO E CAPPERI

Tempi di preparazione: 15 minuti

Dosi per 4 persone:

Ingredienti:

Pomodori maturi, grandi: 8

Tonno sott'olio,

sgocciolato: 200g

Capperi, sciacquati e

sgocciolati: 2 cucchiai

Prezzemolo fresco,

tritato: 2 cucchiai

Maionese leggera: 4 cucchiai

Sale e pepe q.b.

Preparazione:

Taglia la parte superiore dei pomodori e svuota delicatamente la polpa. In una ciotola, mescola il tonno sgocciolato, i capperi, il prezzemolo fresco tritato e la maionese. Farcisci i pomodori con il composto di tonno. Aggiusta di sale e pepe, se necessario. Servi come antipasto o contorno. Valori Nutrizionali (per porzione): Calorie: 120 kcal Proteine: 10g Grassi: 5g Carboidrati: 8g Fibre: 3g Zuccheri: 4g Sodio: 300mg.

CROSTINI INTEGRALI CON RICOTTA, PROSCIUTTO CRUDO MAGRO E RUCOLA

Tempi di preparazione: 10 minuti

Dosi per 4 persone:

Ingredienti:

Pane integrale a fette: 8 fette

Ricotta fresca: 200g

Prosciutto crudo magro: 100g

Rucola fresca: 50g

Olio d'oliva extravergine: 2 cucchiai

Sale e pepe q.b.

Preparazione:

Tosta le fette di pane integrale. Spalma la ricotta fresca sulle fette di pane tostato. Aggiungi una fetta di prosciutto crudo magro su ogni fetta di pane. Guarnisci con foglie di rucola fresca. Condisci con un filo d'olio d'oliva extravergine, sale e pepe a piacere. Servi come antipasto o spuntino.Valori Nutrizionali (per porzione): Calorie: 150 kcal Proteine: 8g Grassi: 6g Carboidrati: 15g Fibre: 3g Zuccheri: 2g Sodio: 250mg.

TARTARE DI SALMONE CON AVOCADO E MANGO

Tempi di preparazione: 20 minuti 3.

Dosi per 4 persone: 4.

Ingredienti:

Salmone fresco, tagliato a dadini: 300g

Avocado maturo, a cubetti: 1 grande

Mango maturo, a cubetti: 1 grande

Cipolla rossa, tritata finemente: 1 piccola

Succo di lime: 2 cucchiai

Coriandolo fresco, tritato: 2 cucchiai

Peperoncino fresco, tritato

(opzionale): 1 piccolo

Sale e pepe q.b.

Preparazione:

In una ciotola, unisci il salmone a dadini, l'avocado a cubetti, il mango a cubetti e la cipolla rossa tritata. Aggiungi il succo di lime, il coriandolo fresco tritato e il peperoncino fresco tritato, se desiderato. Mescola delicatamente per combinare gli ingredienti. Aggiusta di sale e pepe secondo il tuo gusto. Servi come antipasto o piatto principale fresco. Valori nutrizionali (per porzione): Calorie: 250 kcal Proteine: 20g Grassi: 12g Carboidrati: 15g Fibre: 5g Zuccheri: 8g Sodio: 150mg

PATATE AL FORNO CON ROSMARINO FRESCO E AGLIO

Tempi di preparazione: 10 minuti

Tempi di cottura: 30/40 minuti

Dosi per 4 persone:

Ingredienti:

Patate medie, lavate e

tagliate a spicchi: 800g

Aglio, schiacciato: 4 spicchi

Rametti di rosmarino

fresco: 45 rametti

Olio d'oliva extravergine: 3 cucchiai

Sale e pepe q.b.

Preparazione:

Preriscalda il forno a 200°C. In una ciotola grande, unisci le patate a spicchi con l'aglio schiacciato, i rametti di rosmarino fresco, l'olio d'oliva, il sale e il pepe. Mescola bene per rivestire uniformemente le patate. Distribuisci le patate su una teglia da forno, facendo attenzione a distribuirle in uno strato uniforme. Cuoci nel forno preriscaldato per 3040 minuti o fino a quando le patate sono dorate e tenere all'interno. Servi calde come contorno o piatto principale. Per i valori nutrizionali, potresti calcolarli in base alle porzioni e agli ingredienti esatti utilizzati. valori nutrizionali (per porzione): Calorie: 180 kcal Proteine: 3g Grassi: 7g Carboidrati: 25g Fibre: 4g Zuccheri: 2g Sodio: 10mg.

CROSTINI INTEGRALI CON POMODORINI CONFIT E PESTO DI BASILICO

Tempi di preparazione: 15 minuti

 Tempi di cottura: 1 ora

Dosi per 4 persone:

Ingredienti:

Pomodorini ciliegia: 500g

Aglio: 2 spicchi

Olio d'oliva extravergine: 4 cucchiai

Zucchero di canna: 1 cucchiaio

Sale e pepe q.b.

Pane integrale a fette: 8 fette

Pesto di basilico: 4 cucchiai

Preparazione:

Taglia i pomodorini a metà e disponili su una teglia da forno rivestita di carta da forno. Aggiungi gli spicchi d'aglio interi e condisci con olio d'oliva, zucchero, sale e pepe. Cuoci in forno preriscaldato a 120°C per circa 1 ora finché i pomodorini non saranno appassiti. Tosta le fette di pane integrale. Spalma il pesto di basilico sulle fette di pane e aggiungi i pomodorini confit. Servi come antipasto o stuzzichino. Valori nutrizionali (per porzione): Calorie: 180 kcal Proteine: 4g Grassi: 8g Carboidrati: 22g Fibre: 3g Zuccheri: 4g Sodio: 250mg.

INSALATA DI ARANCE, OLIVE NERE E FINOCCHI

Tempi di preparazione: 15 minuti

Dosi per 4 persone:

Ingredienti:

Arance: 4

Olive nere: 100g

Finocchi: 2

Olio d'oliva extravergine: 3 cucchiai

Succo di limone: 2 cucchiai

Prezzemolo fresco,

tritato: 2 cucchiai

Sale e pepe q.b.

Preparazione:

Sbuccia le arance e tagliale a fette. Taglia i finocchi a fette sottili. Disponi le fette di arancia e finocchio su un piatto da portata. Aggiungi le olive nere. Condisci con olio d'oliva, succo di limone, prezzemolo fresco, sale e pepe. Servi come antipasto o contorno.

valori nutrizionali (per porzione): Calorie: 120 kcal Proteine: 2g Grassi: 7g Carboidrati: 15g Fibre: 5g Zuccheri: 8g Sodio: 200mg.

FRITTELLE DI MAIS INTEGRALE CON SALSA PICCANTE LEGGERA

Tempi di preparazione: 20 minuti

Tempi di cottura: 15 minuti

Dosi per 4 persone:

Ingredienti:

Farina di mais integrale: 1 tazza

Uova: 2

Latte scremato: 1/2 tazza

Mais dolce in scatola, sgocciolato: 1/2 tazza

Peperoncino verde, tritato finemente: 1 peperoncino

Cipolla rossa, tritata finemente: 1/4 di tazza

Prezzemolo fresco, tritato: 2 cucchiai

Olio d'oliva extravergine: 2 cucchiai

Sale e pepe q.b.

Salsa piccante leggera per accompagnare

Preparazione:

In una ciotola grande, mescola la farina di mais integrale con le uova e il latte fino a ottenere un impasto omogeneo. Aggiungi il mais dolce, il peperoncino verde, la cipolla rossa e il prezzemolo. Mescola bene. Scalda l'olio d'oliva in una padella antiaderente a fuoco medio. Versa un mestolo di impasto nella padella calda per formare le frittelle. Cuoci per 23 minuti per lato o finché sono dorate e croccanti. Scola le frittelle su carta assorbente per eliminare l'eccesso di olio. Servi calde con salsa piccante leggera. valori nutrizionali (per porzione): Calorie: 180 kcal Proteine: 6g Grassi: 8g Carboidrati: 20g Fibre: 3g Zuccheri: 2g Sodio: 200mg

INVOLTINI DI SALMONE AFFUMICATO E FORMAGGIO SPALMABILE LIGHT

Tempi di preparazione: 15 minuti

Dosi per 4 persone:

Ingredienti:

Salmone affumicato,

tagliato a fette sottili: 200g

Formaggio spalmabile light: 100g

Rucola fresca: 1 mazzetto

Succo di limone: 2 cucchiai

Pepe nero macinato q.b.

Erba cipollina, tritata finemente:

1 cucchiaio (facoltativo)

Preparazione:

Stendi le fette di salmone affumicato su una superficie piana. Spalma il formaggio spalmabile light su ogni fetta di salmone. Aggiungi qualche foglia di rucola su ogni fetta. Arrotola delicatamente il salmone per formare gli involtini. Spruzza un po' di succo di limone sopra gli involtini e spolvera con pepe nero macinato e erba cipollina, se desiderato. Servi gli involtini di salmone come antipasto o spuntino leggero. valori nutrizionali (per porzione): Calorie: 150 kcal Proteine: 10g Grassi: 7g Carboidrati: 5g Fibre: 1g Zuccheri: 2g Sodio: 250mg.

CROSTINI INTEGRALI CON CREMA DI FORMAGGIO LIGHT E PEPERONI ARROSTITI

Tempi di preparazione: 15 minuti

Tempi di cottura: 20 minuti

Dosi per 4 persone:

Ingredienti:

Peperoni rossi e gialli,

tagliati a strisce: 2 pezzi

Formaggio spalmabile light: 200g

Crostini integrali: 8 pezzi

Olio d'oliva extravergine: 2 cucchiai

Sale e pepe q.b.

Basilico fresco per decorare

Preparazione:

Preriscalda il forno a 200°C. Disponi le strisce di peperoni su una teglia da forno e cospargile con un filo d'olio d'oliva, sale e pepe. Cuoci i peperoni in forno per circa 1520 minuti o finché sono morbidi e leggermente dorati. Spalma il formaggio spalmabile sui crostini integrali. Aggiungi le strisce di peperoni arrostiti sopra la crema di formaggio. Decora con foglie di basilico fresco. Servi come antipasto o stuzzichino.valori nutrizionali (per porzione): Calorie: 150 kcal Proteine: 5g Grassi: 8g Carboidrati: 15g Fibre: 2g Zuccheri: 3g Sodio: 200mg

CARPACCIO DI VERDURE MISTE CON OLIO EXTRAVERGINE DI OLIVA E LIMONE

Tempi di preparazione: 15 minuti

Dosi per 4 persone:

Ingredienti:

Zucchine, tagliate a fettine sottili: 2 pezzi

Melanzane, tagliate a fettine sottili: 1 pezzo

Peperoni rossi e gialli, tagliati a

fettine sottili: 1 pezzo ciascuno Funghi

champignon, tagliati a fettine sottili: 200g

Olio d'oliva extravergine: 3 cucchiai

Succo di limone: 2 cucchiai

Sale e pepe q.b.

Parmigiano grattugiato

(opzionale) per servire

Preparazione:

Disponi le fettine di verdure su un piatto da portata in modo decorativo. Spruzza l'olio d'oliva extravergine e il succo di limone sulle verdure. Condisci con sale e pepe a piacere. Se desiderato, spolverizza con parmigiano grattugiato. Servi come antipasto fresco e leggero. valori nutrizionali (per porzione): Calorie: 100 kcal Proteine: 3g Grassi: 7g Carboidrati: 8g Fibre: 3g Zuccheri: 4g Sodio: 150mg.

INSALATA DI POMODORI, MOZZARELLA LIGHT E BASILICO

Tempi di preparazione: 10 minuti

Dosi per 4 persone:

Ingredienti:

Pomodori maturi, tagliati a fette: 4

Mozzarella light, tagliata a fette: 200g

Foglie di basilico fresco: 1 mazzetto

Olio d'oliva extravergine: 2 cucchiai

Aceto balsamico: 1 cucchiaio

Sale e pepe q.b.

Preparazione:

Disponi le fette di pomodoro e mozzarella alternandole su un piatto da portata. Adagia le foglie di basilico fresco tra gli strati di pomodoro e mozzarella. Condisci con olio d'oliva extravergine, aceto balsamico, sale e pepe. Servi come antipasto fresco o come contorno leggero. Valori nutrizionali (per porzione): Calorie: 120 kcal Proteine: 8g Grassi: 7g Carboidrati: 5g Fibre: 2g Zuccheri: 3g Sodio: 250mg

CROSTINI INTEGRALI CON MOUSSE DI TONNO E CAPPERI

Tempi di preparazione: 15 minuti

Tempi di cottura: 10 minuti

Dosi per 4 persone:

Ingredienti:

Tonno sott'olio, sgocciolato: 200g

Formaggio spalmabile light: 100g

Capperi, sciacquati e

sgocciolati: 2 cucchiai

Succo di limone: 1 cucchiaio

Crostini integrali: 8 pezzi

Prezzemolo fresco, tritato:

1 cucchiaio (facoltativo)

Preparazione:

In un mixer, frulla il tonno con il formaggio spalmabile e il succo di limone fino a ottenere una consistenza cremosa. Aggiungi i capperi e mescola bene. Spalma la mousse di tonno sui crostini integrali. Se desiderato, cospargi con prezzemolo fresco tritato. Servi come antipasto o stuzzichino. Valori nutrizionali (per porzione): Calorie: 90 kcal Proteine: 6g Grassi: 4g Carboidrati: 6g Fibre: 1g Zuccheri: 1g Sodio: 200mg.

POMODORI SECCHI RIPIENI DI RICOTTA LIGHT E BASILICO

Tempi di preparazione: 15 minuti

Tempi di cottura: 0 minuti

Dosi per 4 persone:

Ingredienti:

Pomodori secchi sott'olio: 8 pezzi

Ricotta light: 200g

Foglie di basilico

fresco: 1 mazzetto

Pepe nero macinato q.b.

Preparazione:

Sgocciola i pomodori secchi dall'olio e asciugali delicatamente con della carta assorbente. Riempili con la ricotta light. Aggiungi una foglia di basilico fresco su ciascun pomodoro ripieno. Spolvera con un pizzico di pepe nero macinato. Servi come antipasto o come parte di un buffet. Valori nutrizionali (per porzione): Calorie: 70 kcal Proteine: 4g Grassi: 3g Carboidrati: 6g Fibre: 2g Zuccheri: 2g Sodio: 100mg

POLPETTINE DI MELANZANE AL FORNO CON SALSA DI POMODORO SENZA ZUCCHERI AGGIUNTI

Tempi di preparazione: 20 minuti

Tempi di cottura: 25 minuti

Dosi per 4 persone:

Ingredienti:

Melanzane, tagliate a dadini: 2 medie

Pangrattato integrale: 1/2 tazza

Formaggio grattugiato light: 1/4 di tazza

Uovo, leggermente battuto: 1

Salsa di pomodoro senza

zuccheri aggiunti: 1 tazza

Prezzemolo fresco tritato: 2 cucchiai

Sale e pepe nero q.b.

Preparazione:

Preriscalda il forno a 200°C. In una ciotola, unisci le melanzane tagliate a dadini, il pangrattato, il formaggio grattugiato, l'uovo, il prezzemolo tritato, il sale e il pepe. Forma delle polpettine con le mani e adagliale su una teglia rivestita con carta da forno. Cuoci in forno per circa 25 minuti o fino a quando le polpettine sono dorate e cotte. Scalda la salsa di pomodoro senza zuccheri aggiunti e servila accanto alle polpettine. Puoi guarnire con un po' di prezzemolo fresco tritato prima di servire. Valori nutrizionali (per porzione): Calorie: 90 kcal Proteine: 5g Grassi: 3g Carboidrati: 12g Fibre: 3g Zuccheri: 5g Sodio: 150mg.

TORTA SALATA INTEGRALE CON SPINACI E RICOTTA LIGHT

Tempi di preparazione: 20 minuti

Tempi di cottura: 40 minuti

Dosi per 4 persone:

Ingredienti:

Pasta sfoglia integrale: 1 rotolo

Spinaci freschi, lavati e tritati: 200g

Ricotta light: 200g

Uova: 2

Formaggio grattugiato light: 50g

Noce moscata: 1 pizzico

Sale e pepe q.b.

Preparazione:

Preriscalda il forno a 180°C. Fodera una teglia da torta con la pasta sfoglia integrale. In una padella, soffriggi gli spinaci con un po' d'olio fino a quando sono appassiti. Scola l'eventuale liquido in eccesso. In una ciotola, mescola la ricotta con le uova, il formaggio grattugiato, la noce moscata, il sale e il pepe. Aggiungi gli spinaci alla miscela di ricotta e uova e mescola bene. Versa il composto sulla pasta sfoglia e livella la superficie. Cuoci in forno per circa 35/40 minuti o finché la torta è dorata e cotta al centro. Servi calda o a temperatura ambiente.Valori nutrizional (per porzione): Calorie: 250 kcal Proteine: 10g Grassi: 15g Carboidrati: 20g Fibre: 2g Zuccheri: 2g Sodio: 300mg

INSALATA DI RISO INTEGRALE CON TONNO AL NATURALE, OLIVE E MAIS

Tempi di preparazione: 15 minuti

Dosi per 4 persone:

Ingredienti:

Riso integrale cotto: 2 tazze

Tonno al naturale, sgocciolato: 200g

Mais in scatola, sgocciolato: 1/2 tazza

Olive nere, snocciolate: 1/4 di tazza

Peperoni rossi, tagliati a dadini: 1/2 peperone

Cetrioli, tagliati a dadini: 1 cetriolo

Cipolla rossa, tritata finemente: 1/4 di tazza

Prezzemolo fresco, tritato: 2 cucchiai

Succo di limone: 2 cucchiai

Olio d'oliva extravergine: 3 cucchiai

Sale e pepe q.b.

Preparazione:

In una ciotola grande, unisci il riso integrale cotto, il tonno, il mais, le olive, i peperoni, i cetrioli, la cipolla rossa e il prezzemolo fresco. Condisci con il succo di limone, l'olio d'oliva, il sale e il pepe. Mescola bene tutti gli ingredienti fino a quando sono uniformemente distribuiti. Copri e lascia riposare in frigorifero per almeno 30 minuti prima di servire. Mescola nuovamente prima di servire e aggiusta di sale e pepe se necessario. Valori nutrizionali (per porzione): Calorie: 300 kcal Proteine: 15g Grassi: 8g Carboidrati: 40g Fibre: 5g Zuccheri: 2g Sodio: 400mg.

RICETTE
PRIMI PIATTI

SPAGHETTI INTEGRALI CON PESTO DI POMODORO SECCO

Tempi di preparazione: 10 minuti

Tempi di cottura: 10/12 minuti

Dosi per 4 persone:

Ingredienti:

Spaghetti integrali: 400g

Pomodori secchi sott'olio: 100g

Basilico fresco: 1 mazzetto

Noci: 50g

Parmigiano grattugiato: 50g

Olio extravergine d'oliva: 4 cucchiai

Aglio: 2 spicchi

Sale e pepe q.b.

Preparazione:

Lessa gli spaghetti integrali in abbondante acqua salata seguendo le istruzioni sulla confezione fino a quando sono al dente. Nel frattempo, frulla i pomodori secchi, il basilico, le noci, il parmigiano, l'olio d'oliva, e l'aglio fino a ottenere una consistenza cremosa. Scola gli spaghetti e condiscili con il pesto preparato. Aggiusta di sale e pepe, se necessario. Servi caldi, eventualmente guarnendo con basilico fresco e noci tritate. Valori Nutrizionali (per porzione): Calorie: 450 kcal Proteine: 15g Grassi: 20g Carboidrati: 55g Fibre: 8g Zuccheri: 5g Sodio: 450mg

RISOTTO INTEGRALE
CON FUNGHI MISTI

Tempi di preparazione: 10 minuti

Tempi di cottura: 25/30 minuti

Dosi per 4 persone:

Ingredienti:

Riso integrale: 300g

Funghi misti (es. champignon,

porcini, shiitake): 300g

Cipolla: 1 grande

Brodo vegetale: 1 litro

Vino bianco secco: 1/2 bicchiere

Burro: 2 cucchiai

Parmigiano grattugiato: 50g

Prezzemolo fresco tritato: 2 cucchiai

Olio extravergine d'oliva: 2 cucchiai

Sale e pepe q.b.

Preparazione:

Trita finemente la cipolla e taglia i funghi a fettine. In una pentola, scalda l'olio extravergine d'oliva e aggiungi la cipolla tritata. Fai soffriggere fino a quando diventa trasparente. Aggiungi i funghi e cuoci fino a quando saranno dorati e il liquido sarà evaporato. Aggiungi il riso integrale e tostalo per alcuni minuti, mescolando continuamente. Sfuma con il vino bianco e lascia evaporare l'alcol. Aggiungi gradualmente il brodo vegetale caldo, un mestolo alla volta, mescolando di tanto in tanto e aggiungendo altro brodo quando viene assorbito.

Continua fino a quando il riso è cotto al dente e ha assorbito la maggior parte del brodo (circa 25/30 minuti). Spegni il fuoco e manteca il risotto con il burro e il parmigiano grattugiato. Aggiusta di sale e pepe, se necessario, e aggiungi il prezzemolo fresco tritato. Lascia riposare per alcuni minuti prima di servire. Valori Nutrizionali (per porzione): Calorie: 380 kcal Proteine: 10g Grassi: 8g Carboidrati: 65g Fibre: 7g Zuccheri: 3g Sodio: 600mg.

ZUPPA DI LENTICCHIE CON SPINACI

Tempi di preparazione: 10 minuti

Tempi di cottura: 40 minuti

Dosi per 4 persone:

Ingredienti:

Lenticchie secche: 1 tazza

Spinaci freschi: 200g

Cipolla: 1 grande

Carote: 2 medie

Sedano: 2 gambi

Brodo vegetale: 1 litro

Pomodori pelati: 400g

Olio d'oliva extravergine: 2 cucchiai

Sale e pepe q.b.

Preparazione:

Trita finemente la cipolla, le carote e il sedano. In una pentola capiente, scalda l'olio d'oliva e aggiungi le verdure tritate. Cuoci finché diventano tenere. Aggiungi le lenticchie e i pomodori pelati schiacciati. Mescola bene. Versa il brodo vegetale e porta ad ebollizione. Riduci il fuoco e lascia sobbollire per circa 30/35 minuti o finché le lenticchie non sono morbide. Aggiungi gli spinaci e lasciali appassire nella zuppa per 5 minuti. Aggiusta di sale e pepe secondo il gusto. Servi la zuppa calda, eventualmente accompagnata da crostini di pane integrale. Valori (per porzione): Calorie: 250 kcal Proteine: 14g Grassi: 5g Carboidrati: 40g Fibre: 12g Zuccheri: 8g Sodio: 700mg

PENNE INTEGRALI CON SUGO DI POMODORO FRESCO

Tempi di preparazione: 15 minuti

Tempi di cottura: 15 minuti

Dosi per 4 persone:

Ingredienti:

Penne integrali: 400g

Pomodori freschi maturi: 6 grandi

Aglio: 3 spicchi

Basilico fresco: 1 mazzetto

Olio d'oliva extravergine: 3 cucchiai

Sale e pepe q.b.

Preparazione:

Trita finemente l'aglio e taglia i pomodori a dadini. In una padella, scalda l'olio d'oliva e aggiungi l'aglio tritato, Rosola leggermente l'aglio finché diventa dorato. Aggiungi i pomodori a dadini e cuoci a fuoco medio per circa 12 minuti o finché i pomodori non si disfano e diventano una salsa. Nel frattempo, cuoci le penne integrali in abbondante acqua salata seguendo le istruzioni sulla confezione. Quando le penne sono al dente, scolale e aggiungile alla salsa di pomodoro fresco. Aggiusta di sale e pepe secondo il gusto e aggiungi le foglie di basilico fresco spezzettate. Mescola bene e servi calde. Valori Nutrizionali (per porzione): Calorie: 320 kcal Proteine: 10g Grassi: 5g Carboidrati: 60g Fibre: 8g Zuccheri: 5g Sodio: 400mg.

FARRO CON RAGÙ DI VERDURE

Tempi di preparazione: 10 minuti

Tempi di cottura: 30/35 minuti

Dosi per 4 persone:

Ingredienti:

Farro perlato: 300g

Pomodori maturi: 4 grandi

Carote: 2 medie Sedano: 2 gambi

Cipolla: 1 grande

Zucchine: 2 medie

Peperoni rossi: 1 grande

Passata di pomodoro: 200ml

Brodo vegetale: 500ml

Olio d'oliva extravergine: 3 cucchiai

Sale e pepe q.b.

Preparazione:

Trita finemente la cipolla, le carote, il sedano, le zucchine e i peperoni. In una pentola capiente, scalda l'olio d'oliva e aggiungi le verdure tritate. Cuoci finché diventano tenere. Aggiungi i pomodori pelati e la passata di pomodoro. Mescola bene. Versa il brodo vegetale e porta ad ebollizione. Riduci il fuoco e lascia sobbollire per circa 2025 minuti. Nel frattempo, cuoci il farro perlato in abbondante acqua salata seguendo le istruzioni sulla confezione. Quando il farro è cotto, scolalo e aggiungilo al ragù di verdure. Mescola bene e lascia insaporire per alcuni minuti. Aggiusta di sale e pepe secondo il gusto. Servi il farro con il ragù di verdure caldo, eventualmente guarnendo con basilico fresco. Valori Nutrizionali (per porzione): Calorie: 350 kcal Proteine: 10g Grassi: 6g Carboidrati: 65g Fibre: 12g Zuccheri: 10g Sodio: 600mg

ORZO CON ZUCCHINE E POMODORINI

Tempi di preparazione: 10 minuti

 Tempi di cottura: 20/25 minuti

Dosi per 4 persone:

Ingredienti:

Orzo: 300g

Zucchine: 3 medie

Pomodorini ciliegia: 250g

Cipolla: 1 grande

Aglio: 2 spicchi

Brodo vegetale: 600ml

Olio d'oliva extravergine: 2 cucchiai

Basilico fresco: 1 mazzetto

Sale e pepe q.b.

Preparazione:

Trita finemente la cipolla e l'aglio. Taglia le zucchine a cubetti e i pomodorini a metà. In una pentola, scalda l'olio d'oliva e aggiungi la cipolla e l'aglio tritati. Fai soffriggere fino a quando diventano trasparenti. Aggiungi le zucchine e i pomodorini e cuoci per alcuni minuti fino a quando le verdure sono leggermente appassite. Aggiungi l'orzo e tostalo per un paio di minuti. Versa il brodo vegetale caldo, copri la pentola e lascia cuocere a fuoco mediobasso per circa 2025 minuti, o fino a quando l'orzo è cotto e ha assorbito il liquido. Aggiusta di sale e pepe secondo il gusto. Servi l'orzo con zucchine e pomodorini caldo, guarnendo con foglie di basilico fresco. Valori Nutrizionali (per porzione): Calorie: 320 kcal Proteine: 8g Grassi: 5g Carboidrati: 60g Fibre: 8g Zuccheri: 5g Sodio: 500mg.

RISO SELVATICO CON BROCCOLI AL VAPORE

Tempi di preparazione: 10 minuti

Tempi di cottura: 35/40 minuti

Dosi per 4 persone:

Ingredienti:

Riso selvatico: 300g

Broccoli: 1 mazzo

Aglio: 2 spicchi

Olio d'oliva extravergine:

3 cucchiai

Sale e pepe q.b.

Preparazione:

Risciacqua il riso selvatico sotto acqua corrente. Metti il riso selvatico in una pentola e coprilo con doppia quantità di acqua fredda. Porta ad ebollizione, quindi riduci il fuoco, copri e lascia cuocere per circa 35/40 minuti o fino a quando il riso è tenero e ha assorbito l'acqua. Nel frattempo, taglia i broccoli in cimette e cuocili al vapore per circa 5/7 minuti finché diventano teneri ma ancora croccanti. In una padella, scalda l'olio d'oliva e aggiungi l'aglio tritato. Rosola l'aglio fino a quando è dorato. Una volta cotti, unisci i broccoli al riso selvatico cotto e mescola delicatamente. Aggiusta di sale e pepe secondo il gusto. Servi il riso selvatico con broccoli al vapore caldo. Valori Nutrizionali (per porzione): Calorie: 280 kcal Proteine: 8g Grassi: 7g Carboidrati: 50g Fibre: 6g Zuccheri: 3g Sodio: 300mg

LINGUINE DI GRANO SARACENO CON PESTO DI RUCOLA

Tempi di preparazione: 15 minuti

Tempi di cottura: 10 minuti

Dosi per 4 persone:

Ingredienti:

Linguine di grano saraceno: 400g

Rucola: 100g

Mandorle: 50g

Parmigiano grattugiato: 50g

Aglio: 2 spicchi

Succo di limone: 1 cucchiaio

Olio d'oliva extravergine: 4 cucchiai

Sale e pepe q.b.

Preparazione:

Cuoci le linguine di grano saraceno in abbondante acqua salata seguendo le istruzioni sulla confezione. Scolale al dente. Nel frattempo, prepara il pesto di rucola. In un frullatore, unisci la rucola, le mandorle, il parmigiano, l'aglio, il succo di limone e l'olio d'oliva. Frulla fino a ottenere una consistenza cremosa. Se necessario, aggiungi un po' di acqua per ottenere la consistenza desiderata. Condisci le linguine cotte con il pesto di rucola e mescola bene. Aggiusta di sale e pepe secondo il gusto. Servi le linguine di grano saraceno con pesto di rucola calde. Valori Nutrizionali (per porzione): Calorie: 350 kcal Proteine: 10g Grassi: 15g Carboidrati: 45g Fibre: 7g Zuccheri: 3g Sodio: 350mg.

LASAGNA DI MELANZANE E SPINACI

Tempi di preparazione: 30 minuti

Tempi di cottura: 45 minuti

Dosi per 4 persone:

Ingredienti:

Melanzane: 2 grandi

Spinaci freschi: 300g

Lasagne all'uovo: 250g

Pomodori pelati: 400g

Cipolla: 1 grande

Aglio: 2 spicchi

Formaggio ricotta: 250g

Formaggio grana grattugiato: 100g

Mozzarella: 200g Olio d'oliva

extravergine: 3 cucchiai

Sale e pepe q.b.

Preparazione:

Taglia le melanzane a fette sottili e grigliale su entrambi i lati fino a quando sono tenere. Trita la cipolla e l'aglio e cuocili in una padella con olio d'oliva. Aggiungi i pomodori pelati e cuoci per circa 15 minuti. In una pentola a parte, cuoci gli spinaci finché appassiscono. In una teglia da forno, alterna strati di melanzane grigliate, lasagne, salsa di pomodoro, spinaci e formaggio ricotta. Termina con un ultimo strato di lasagne, salsa di pomodoro e formaggio grana. Cuoci in forno preriscaldato a 180°C per circa 30 minuti, fino a quando il formaggio è dorato e la lasagna è calda e frizzante. Lascia riposare per alcuni minuti prima di servire. Valori Nutrizionali (per porzione): Calorie: 380 kcal Proteine: 20g Grassi: 15g Carboidrati: 40g Fibre: 8g Zuccheri: 10g Sodio: 700mg.

TAGLIATELLE DI KONJAC CON SALSA DI POMODORO E BASILICO

Tempi di preparazione: 10 minuti

Tempi di cottura: 15 minuti

Dosi per 4 persone:

Ingredienti:

Tagliatelle di konjac: 400g

Pomodori pelati: 400g

Aglio: 2 spicchi

Basilico fresco: 1 mazzetto

Olio d'oliva extravergine: 2 cucchiai

Sale e pepe q.b.

Preparazione:

 Sciacqua bene le tagliatelle di konjac sotto acqua corrente e cuocile in acqua bollente per 23 minuti. In una padella, scaldare l'olio d'oliva e far soffriggere l'aglio tritato finemente. Aggiungere i pomodori pelati e cuocere per circa 10 minuti, schiacciandoli con una forchetta. Aggiungere il basilico fresco tritato, il sale e il pepe. Aggiungere le tagliatelle di konjac scolate e saltare per un paio di minuti per far assorbire il condimento. Servire calde, guarnendo con foglie di basilico fresco. Valori Nutrizionali (per porzione): Calorie: 120 kcal Proteine: 2g Grassi: 4g Carboidrati: 20g Fibre: 10g Zuccheri: 5g Sodio: 500mg.

QUINOA CON VERDURE GRIGLIATE

Tempi di preparazione: 15 minuti

Tempi di cottura: 20 minuti

Dosi per 4 persone:

Ingredienti:

Quinoa: 1 tazza circa 200 g.

Melanzane: 1 grande

Zucchine: 2 medie

Peperoni rossi: 1 grande

Cipolla rossa: 1 grande

Pomodori ciliegia: 200g

Olio d'oliva extravergine: 3 cucchiai

Succo di limone: 2 cucchiai

Sale e pepe q.b.

Preparazione:

Risciacqua bene la quinoa sotto acqua fredda. Cuoci la quinoa in acqua bollente leggermente salata seguendo le istruzioni sulla confezione, circa 15/20 minuti. Nel frattempo, taglia le melanzane, le zucchine, i peperoni e la cipolla a fette. Scalda una griglia o una padella antiaderente e griglia le verdure fino a quando sono tenere e leggermente dorati. In una ciotola grande, mescola la quinoa cotta con le verdure grigliate. Aggiungi i pomodorini ciliegia tagliati a metà. Condisci con olio d'oliva, succo di limone, sale e pepe. Servi caldo o freddo come piatto principale o contorno. Valori Nutrizionali (per porzione): Calorie: 250 kcal Proteine: 8g Grassi: 8g Carboidrati: 40g Fibre: 7g Zuccheri: 5g Sodio: 300mg.

RAVIOLI INTEGRALI CON RIPIENO DI RICOTTA E SPINACI

Tempi di preparazione: 30 minuti

Tempi di cottura: 10 minuti

Dosi per 4 persone:

Ingredienti:

Ravioli integrali: 400g

Ricotta fresca: 250g

Spinaci freschi: 200g

Parmigiano grattugiato: 50g

Noce moscata: qb

Sale e pepe q.b.

Preparazione:

Lessa gli spinaci in acqua bollente salata per 23 minuti. Scola e strizzali bene per eliminare l'acqua in eccesso. In una ciotola grande, mescola gli spinaci lessati, la ricotta fresca, il parmigiano grattugiato, la noce moscata, il sale e il pepe. Mescola bene fino a ottenere un composto omogeneo. Stendi la pasta per ravioli e distribuisci il ripieno in piccole quantità uniformemente distanziate. Chiudi i ravioli con un'altra sfoglia di pasta, premendo bene i bordi per sigillarli. Cuoci i ravioli in abbondante acqua salata bollente per circa 4/5 minuti, o fino a quando vengono a galla. Scolali con un mestolo forato e condiscili con la salsa preferita o un filo d'olio d'oliva. Valori Nutrizionali (per porzione): Calorie: 350 kcal Proteine: 15g Grassi: 10g Carboidrati: 50g Fibre: 8g Zuccheri: 3g Sodio: 400mg.

SPAGHETTI DI ZUCCA CON SALSA AL POMODORO

Tempi di preparazione: 15 minuti

Tempi di cottura: 20 minuti

Dosi per 4 persone:

Ingredienti:

Zucca: 1 grande

Pomodori maturi: 4 grandi

Aglio: 3 spicchi

Basilico fresco: 1 mazzetto

Olio d'oliva extravergine: 3 cucchiai

Sale e pepe q.b.

Preparazione:

Taglia la zucca a metà e rimuovi i semi. Con l'aiuto di uno spiraglio o un pelapatate, ricava degli spaghetti dalla polpa della zucca. In una padella, scalda l'olio d'oliva e aggiungi l'aglio tritato. Rosola leggermente l'aglio. Aggiungi i pomodori tagliati a cubetti e cuoci per circa 10/15 minuti finché non diventano morbidi e si forma una salsa. Aggiungi il basilico fresco tritato e regola di sale e pepe. In una pentola separata, cuoci gli spaghetti di zucca in acqua leggermente salata per circa 5/7 minuti, fino a quando sono al dente. Scola gli spaghetti di zucca e condiscili con la salsa al pomodoro. Servi caldo, guarnendo con basilico fresco. Valori Nutrizionali (per porzione): Calorie: 150 kcal Proteine: 3g Grassi: 7g Carboidrati: 20g Fibre: 5g Zuccheri: 8g Sodio: 300mg

GNOCCHI DI PATATE DOLCI CON PESTO DI BASILICO

Tempi di preparazione: 30 minuti

Tempi di cottura: 10 minuti

Dosi per 4 persone:

Ingredienti:

Patate dolci: 4 medie

Farina integrale: 1 tazza

Uova: 1 grande

Basilico fresco: 1 mazzetto

Noci: 50g

Parmigiano grattugiato: 50g

Olio d'oliva extravergine: 3 cucchiai

Aglio: 2 spicchi

Sale e pepe q.b.

Preparazione:

Cuoci le patate dolci con la buccia in acqua bollente finché diventano tenere. Scola e lasciale raffreddare leggermente. Rimuovi la buccia dalle patate dolci e schiacciale con uno schiacciapatate o una forchetta in una ciotola grande. Aggiungi la farina integrale, l'uovo, il sale e il pepe alle patate schiacciate e mescola fino a ottenere un impasto omogeneo. Dividi l'impasto in piccole porzioni e forma degli gnocchi. In una pentola, porta a ebollizione dell'acqua leggermente salata. Cuoci gli gnocchi in acqua bollente finché non vengono a galla. Nel frattempo, prepara il pesto di basilico frullando il basilico fresco, le noci, il parmigiano, l'aglio, l'olio d'oliva, il sale e il pepe in un frullatore. Scola gli gnocchi e condiscili con il pesto di basilico. Servi caldo, guarnendo con noci tritate e parmigiano grattugiato. Valori Nutrizionali (per porzione): Calorie: 320 kcal Proteine: 8g Grassi: 12g Carboidrati: 45g Fibre: 6g Zuccheri: 8g Sodio: 400mg.

RISOTTO DI FARRO CON ZAFFERANO E ASPARAGI

Tempi di preparazione: 10 minuti

Tempi di cottura: 30 minuti

Dosi per 4 persone:

Ingredienti:

Farro: 300g

Asparagi: 1 mazzo

Zafferano: 1 bustina

Brodo vegetale: 1 litro

Cipolla: 1 grande

Vino bianco secco: 1/2 bicchiere

Olio d'oliva extravergine: 2 cucchiai

Sale e pepe q.b.

Preparazione:

Taglia gli asparagi a pezzi e cuocili al vapore finché sono teneri ma croccanti. In una pentola, scalda l'olio d'oliva e soffriggi la cipolla tritata finemente. Aggiungi il farro e tostalo leggermente per qualche minuto. Sfuma con il vino bianco secco e aggiungi lo zafferano. Aggiungi gradualmente il brodo vegetale caldo, mescolando di tanto in tanto, finché il farro è cotto e il risotto ha raggiunto una consistenza cremosa. Aggiungi gli asparagi cotti al risotto, regola di sale e pepe. Servi caldo, guarnendo con un pizzico di zafferano sopra ogni piatto. Valori Nutrizionali (per porzione): Calorie: 300 kcal Proteine: 10g Grassi: 5g Carboidrati: 55g Fibre: 8g Zuccheri: 3g Sodio: 600mg

FRITTATA DI SPAGHETTI DI ZUCCHINE CON POMODORINI

Tempi di preparazione: 15 minuti

Tempi di cottura: 15 minuti

 Dosi per 4 persone:

Ingredienti:

Zucchine: 4 medie

Uova: 6 grandi

Pomodorini ciliegia: 200g

Parmigiano grattugiato: 50g

Cipolla: 1 media

Olio d'oliva extravergine: 2 cucchiai

Prezzemolo fresco: qb

Sale e pepe q.b.

Preparazione:

Taglia le zucchine a spaghetti utilizzando uno spiralizzatore. In una padella antiaderente, scalda l'olio d'oliva e aggiungi la cipolla tritata finemente. Fai appassire la cipolla. Aggiungi gli spaghetti di zucchine e i pomodorini ciliegia tagliati a metà. Cuoci per circa 5/7 minuti finché le zucchine sono tenere. In una ciotola, sbatti le uova con il parmigiano grattugiato, il prezzemolo fresco tritato, il sale e il pepe. Versa le uova sbattute sopra gli spaghetti di zucchine e pomodorini nella padella. Cuoci a fuoco mediobasso finché la frittata è rappresa sui bordi ma ancora leggermente liquida al centro. Trasferisci la padella sotto il grill del forno per 3/5 minuti o finché la superficie è dorata e la frittata è cotta completamente. Taglia la frittata in spicchi e servi calda o a temperatura ambiente. Valori Nutrizionali (per porzione): Calorie: 180 kcal Proteine: 12g Grassi: 10g Carboidrati: 12g Fibre: 3g Zuccheri: 4g Sodio: 300mg.

RISO BASMATI CON CURRY DI VERDURE

Tempi di preparazione: 15 minuti

Tempi di cottura: 20 minuti

Dosi per 4 persone:

Ingredienti:

Riso basmati: 2 tazze 400 gr.

Verdure miste (es. carote, piselli, peperoni, cipolla): 500g

Latte di cocco: 1 lattina

Polvere di curry: 2 cucchiai

Aglio: 2 spicchi

Zenzero fresco grattugiato: 1 cucchiaio

Olio d'oliva extravergine: 2 cucchiai

Sale e pepe q.b.

Preparazione:

Cuoci il riso basmati secondo le istruzioni sulla confezione. In una padella grande, scalda l'olio d'oliva e aggiungi l'aglio tritato e lo zenzero grattugiato. Soffriggi per un minuto. Aggiungi le verdure tagliate a pezzi e cuoci fino a quando sono tenere ma croccanti. Versa il latte di cocco nella padella con le verdure, aggiungi la polvere di curry, sale e pepe. Mescola bene e lascia cuocere a fuoco medio per circa 5/7 minuti. Aggiungi il riso basmati alla padella con il curry di verdure e mescola delicatamente fino a quando il riso è ben condito con il curry. Servi caldo e guarnisci con erbe fresche se desiderato. Valori Nutrizionali (per porzione): Calorie: 300 kcal Proteine: 7g Grassi: 10g Carboidrati: 45g Fibre: 6g Zuccheri: 5g Sodio: 400mg

COUSCOUS INTEGRALE
CON CECI E POMODORO

Tempi di preparazione: 10 minuti

Tempi di cottura: 10 minuti

Dosi per 4 persone:

Ingredienti:

Couscous integrale: 2 tazze circa 200 gr.

Ceci cotti: 1 lattina

Pomodorini ciliegia: 250g

Cipolla rossa: 1 media

Prezzemolo fresco: qb

Olio d'oliva extravergine: 2 cucchiai

Succo di limone: 2 cucchiai

Sale e pepe q.b.

Preparazione:

Prepara il couscous integrale seguendo le istruzioni sulla confezione. In una padella, scalda l'olio d'oliva e aggiungi la cipolla rossa tagliata finemente. Soffriggi per alcuni minuti fino a quando diventa traslucida. Aggiungi i pomodorini ciliegia tagliati a metà e i ceci cotti. Cuoci per altri 5/7 minuti finché i pomodorini iniziano a rilasciare i loro succhi. In una ciotola grande, unisci il couscous integrale preparato con i pomodorini, i ceci e la cipolla. Condisci con succo di limone, sale, pepe e prezzemolo fresco tritato. Servi caldo o a temperatura ambiente come contorno o piatto principale. Valori Nutrizionali (per porzione): Calorie: 250 kcal Proteine: 8g Grassi: 5g Carboidrati: 40g Fibre: 8g Zuccheri: 5g Sodio: 300mg.

FETTUCCINE DI AVENA CON CREMA DI FUNGHI

Tempi di preparazione: 15 minuti

Tempi di cottura: 20 minuti

Dosi per 4 persone:

Ingredienti:

Fettuccine di avena: 400g

Funghi misti (es. champignon,

porcini): 500g

Cipolla: 1 media

Aglio: 2 spicchi

Brodo vegetale: 500ml

Panna vegetale: 200ml

Olio d'oliva extravergine: 2 cucchiai

Prezzemolo fresco: qb

Sale e pepe q.b.

Preparazione:

Cuoci le fettuccine di avena in abbondante acqua salata seguendo le istruzioni sulla confezione. Scolale al dente e conserva un po' di acqua di cottura. In una padella, scalda l'olio d'oliva e aggiungi la cipolla tritata e l'aglio tritato. Soffriggi finché diventano dorati. Aggiungi i funghi tagliati a fette e cuoci fino a quando sono dorati e hanno rilasciato i loro succhi. Aggiungi il brodo vegetale e lascia cuocere per 10 minuti. Frulla i funghi con un mixer ad immersione fino a ottenere una crema omogenea. Aggiungi la panna vegetale alla crema di funghi e mescola bene. Unisci le fettuccine di avena alla crema di funghi, aggiungendo un po' di acqua di cottura se necessario per ottenere una consistenza cremosa. Regola di sale e pepe, e servire caldo, guarnendo con prezzemolo fresco tritato. Valori Nutrizionali (per porzione): Calorie: 350 kcal Proteine: 10g Grassi: 12g Carboidrati: 50g Fibre: 8g Zuccheri: 5g Sodio: 400mg.

VERMICELLI DI RISO CON GAMBERI E VERDURE

Tempi di preparazione: 20 minuti

Tempi di cottura: 15 minuti

Dosi per 4 persone:

Ingredienti:

Vermicelli di riso: 300g

Gamberi sgusciati e puliti: 300g

Verdure miste a julienne (es. carote, zucchine, peperoni): 500g

Salsa di soia: 3 cucchiai

Aglio: 2 spicchi

Zenzero fresco grattugiato: 1 cucchiaio

Olio di sesamo: 2 cucchiai

Peperoncino fresco (opzionale): qb

Prezzemolo fresco: qb

Sale e pepe q.b.

Preparazione:

Cuoci i vermicelli di riso in acqua bollente salata seguendo le istruzioni sulla confezione. Scola e sciacqua con acqua fredda per fermare la cottura. In una padella, scalda l'olio di sesamo e aggiungi l'aglio tritato, lo zenzero grattugiato e il peperoncino fresco (se usato). Soffriggi per un minuto. Aggiungi i gamberi e cuoci fino a quando diventano rosa e cotti. Aggiungi le verdure a julienne e cuoci fino a quando sono tenere ma croccanti. Unisci i vermicelli di riso alla padella con i gamberi e le verdure. Aggiungi la salsa di soia, regola di sale e pepe, e mescola bene per distribuire uniformemente i sapori. Servi caldo, guarnendo con prezzemolo fresco tritato. Valori Nutrizionali (per porzione): Calorie: 320 kcal Proteine: 20g Grassi: 8g Carboidrati: 45g Fibre: 6g Zuccheri: 3g Sodio: 600mg.

POLENTA CON RAGÙ DI POMODORO E FUNGHI

Tempi di preparazione: 10 minuti

Tempi di cottura: 30 minuti

Dosi per 4 persone:

Ingredienti:

Polenta istantanea: 250g

Funghi misti (es. champignon, porcini): 400g

Pomodori pelati: 400g

Cipolla: 1 media

Aglio: 2 spicchi

Brodo vegetale: 500ml

Olio d'oliva extravergine: 2 cucchiai

Prezzemolo fresco: qb

Sale e pepe q.b.

Preparazione:

Prepara la polenta istantanea seguendo le istruzioni sulla confezione. Versa la polenta cotta in una teglia e lascia raffreddare. In una padella, scalda l'olio d'oliva e aggiungi la cipolla tritata e l'aglio tritato. Soffriggi fino a quando diventano dorati. Aggiungi i funghi tagliati a fette e cuoci fino a quando sono dorati. Aggiungi i pomodori pelati e schiacciali con una forchetta. Cuoci per circa 15/20 minuti finché il ragù si addensa leggermente. Regola di sale e pepe, e aggiungi prezzemolo fresco tritato. Taglia la polenta in pezzi e servi calda con il ragù di pomodoro e funghi sopra. Valori Nutrizionali (per porzione): Calorie: 350 kcal Proteine: 8g Grassi: 10g Carboidrati: 55g Fibre: 10g Zuccheri: 5g Sodio: 600mg

PASTA DI LENTICCHIE CON POMODORINI E BASILICO

Tempi di preparazione: 15 minuti

Tempi di cottura: 10 minuti

Dosi per 4 persone:

Ingredienti:

Pasta di lenticchie: 300g

Pomodorini ciliegia: 300g

Aglio: 2 spicchi

Basilico fresco: qb

Olio d'oliva extravergine: 2 cucchiai

Sale e pepe q.b.

Preparazione:

.Cuoci la pasta di lenticchie in abbondante acqua salata seguendo le istruzioni sulla confezione. Scola e conserva un po' di acqua di cottura. In una padella, scalda l'olio d'oliva e aggiungi l'aglio tritato. Soffriggi finché diventa dorato. Aggiungi i pomodorini ciliegia tagliati a metà e cuoci per alcuni minuti fino a quando iniziano a rilasciare i loro succhi. Aggiungi la pasta di lenticchie alla padella con i pomodorini e mescola bene. Se necessario, aggiungi un po' di acqua di cottura della pasta per creare una consistenza cremosa. Regola di sale e pepe, e guarnisci con foglie di basilico fresco. Servi caldo e gustoso! Valori Nutrizionali (per porzione): Calorie: 320 kcal Proteine: 15g Grassi: 8g Carboidrati: 50g Fibre: 10g Zuccheri: 5g Sodio: 400mg.

RISOTTO AL NERO DI SEPPIA CON GAMBERETTI

Tempi di preparazione: 15 minuti

Tempi di cottura: 20 minuti

Dosi per 4 persone:

Ingredienti:

Riso per risotto: 320g

Nero di seppia (sacche): 2

Gamberetti sgusciati: 300g

Brodo vegetale: 1 litro

Cipolla: 1 media

Vino bianco secco: 120ml

Burro: 50g

Parmigiano grattugiato: 50g

Olio d'oliva extravergine: 2 cucchiai

Sale e pepe q.b.

Preparazione:

In una pentola, scalda il brodo vegetale e mantienilo caldo. In una padella, soffriggi la cipolla tritata finemente con l'olio d'oliva. Aggiungi il riso e tostalo per qualche minuto. Sfuma con il vino bianco e lascia evaporare l'alcol. Aggiungi il nero di seppia precedentemente pulito e tagliato a pezzi. Aggiungi un mestolo di brodo caldo alla volta, mescolando di tanto in tanto, finché il riso non sarà cotto al dente. A metà cottura aggiungi i gamberetti sgusciati. Manteca il risotto con il burro e il parmigiano grattugiato. Regola di sale e pepe, se necessario, e servi caldo. Valori Nutrizionali (per porzione): Calorie: 400 kcal Proteine: 18g Grassi: 12g Carboidrati: 55g Fibre: 2g Zuccheri: 1g Sodio: 700mg

CAPELLINI DI KAMUT CON AGLIO, OLIO E PEPERONCINO

Tempi di preparazione: 5 minuti

Tempi di cottura: 8 minuti

Dosi per 4 persone:

Ingredienti:

Capellini di kamut: 340 g

Aglio: 4 spicchi

Peperoncino fresco: 1 pezzo

Olio d'oliva extravergine: 4 cucchiai

Prezzemolo fresco: qb

Sale q.b.

Preparazione:

Cuoci i capellini di kamut in abbondante acqua salata seguendo le istruzioni sulla confezione. Nel frattempo, in una padella, scalda l'olio d'oliva e aggiungi l'aglio tritato e il peperoncino fresco tagliato a rondelle sottili. Soffriggi l'aglio e il peperoncino a fuoco medioforte fino a quando l'aglio non sarà dorato. Scolare i capellini al dente e trasferirli nella padella con l'olio, l'aglio e il peperoncino. Saltare i capellini per un minuto per farli insaporire. Aggiungi il prezzemolo fresco tritato e regola di sale, se necessario. Servi caldo e gustoso! Valori Nutrizionali (per porzione): Calorie: 350 kcal Proteine: 10g Grassi: 12g Carboidrati: 50g Fibre: 8g Zuccheri: 2g Sodio: 400mg.

FARFALLE INTEGRALI CON PESTO DI SPINACI E NOCI

Tempi di preparazione: 15 minuti

Tempi di cottura: 10 minuti

Dosi per 4 persone:

Ingredienti:

Farfalle integrali: 350g

Spinaci freschi: 200g

Noci: 50g

Aglio: 2 spicchi

Olio d'oliva extravergine: 4 cucchiai

Parmigiano grattugiato: 50g

Sale e pepe q.b.

Preparazione:

Cuoci le farfalle integrali in abbondante acqua salata seguendo le istruzioni sulla confezione. Scolale al dente e conserva un po' di acqua di cottura. In una padella, scalda l'olio d'oliva e aggiungi gli spinaci freschi. Cuocili finché appassiranno. Aggiungi gli spinaci e le noci in un mixer, insieme all'aglio tritato e al parmigiano grattugiato. Frulla il tutto fino a ottenere una consistenza omogenea. Diluisci il pesto con un po' di acqua di cottura delle farfalle, se necessario. Unisci le farfalle al pesto di spinaci e noci, mescolando bene per distribuire uniformemente la salsa. Regola di sale e pepe, e servi caldo. Valori Nutrizionali (per porzione): Calorie: 380 kcal Proteine: 12g Grassi: 15g Carboidrati: 50g Fibre: 8g Zuccheri: 2g Sodio: 500mg

MINESTRONE DI QUINOA E FAGIOLI

Tempi di preparazione: 15 minuti

Tempi di cottura: 30 minuti

Dosi per 4 persone:

Ingredienti:

Quinoa: 150g

Fagioli misti (cannellini,

borlotti, ecc.): 400g

Carote: 2 medie

Sedano: 2 gambi

Cipolla: 1 media

Pomodori maturi: 2 grandi

Brodo vegetale: 1 litro

Olio d'oliva extravergine: 2 cucchiai

Prezzemolo fresco: qb

Sale e pepe q.b.

Preparazione:

In una pentola, scalda l'olio d'oliva e aggiungi la cipolla tritata, le carote a cubetti e il sedano a pezzetti. Soffriggi finché le verdure saranno appassite. Aggiungi i pomodori maturi tagliati a dadini e cuoci per qualche minuto. Versa il brodo vegetale nella pentola e porta a ebollizione. Aggiungi la quinoa e i fagioli scolati e sciacquati. Cuoci a fuoco mediobasso finché la quinoa sarà cotta e i fagioli saranno teneri. Regola di sale e pepe, se necessario, e guarnisci con prezzemolo fresco tritato. Servi caldo e goditi questa zuppa saporita e nutriente! Valori Nutrizionali (per porzione): Calorie: 320 kcal Proteine: 12g Grassi: 8g Carboidrati: 50g Fibre: 10g Zuccheri: 5g Sodio: 600mg.

SPAGHETTI DI GRANO SARACENO CON RAGÙ DI VERDURE

Tempi di preparazione: 15 minuti

Tempi di cottura: 20 minuti

Dosi per 4 persone:

Ingredienti:

Spaghetti di grano saraceno: 340g

Verdure miste a scelta (zucchine, melanzane, peperoni, carote): 500g

Pomodori pelati: 400g

Cipolla: 1 media

Aglio: 2 spicchi

Prezzemolo fresco: qb

Olio d'oliva extravergine: 2 cucchiai

Sale e pepe q.b.

Preparazione:

Taglia le verdure a dadini o a julienne. In una padella, scalda l'olio d'oliva e aggiungi la cipolla tritata e l'aglio tritato. Soffriggi finché diventano dorati. Aggiungi le verdure tagliate e cuoci fino a quando saranno morbide. Aggiungi i pomodori pelati e schiacciali con una forchetta. Cuoci per circa 15/20 minuti finché il ragù si addensa leggermente. Regola di sale e pepe, e aggiungi prezzemolo fresco tritato. Nel frattempo, cuoci gli spaghetti di grano saraceno in abbondante acqua salata seguendo le istruzioni sulla confezione. Scola gli spaghetti al dente e condiscili con il ragù di verdure. Servi caldi, guarnendo con un po' di prezzemolo fresco tritato. Valori Nutrizionali (per porzione): Calorie: 350 kcal Proteine: 10g Grassi: 8g Carboidrati: 60g Fibre: 12g Zuccheri: 8g Sodio: 500mg

RAVIOLI DI ZUCCA CON BURRO E SALVIA

Tempi di preparazione: 30 minuti

Tempi di cottura: 5 minuti

Dosi per 4 persone:

Ingredienti:

Ravioli di zucca: 400g

Zucca: 500g

Burro: 50g

Foglie di salvia fresca: 10/12

Parmigiano grattugiato: qb

Sale q.b.

Preparazione:

Lessa la zucca finché diventa morbida, quindi schiacciala con una forchetta o frullala fino a ottenere una purea. Cuoci i ravioli di zucca in abbondante acqua salata seguendo le istruzioni sulla confezione. Scolali al dente. In una padella, fai sciogliere il burro a fuoco medio fino a quando inizia a diventare dorato. Aggiungi le foglie di salvia e lasciale dorare leggermente. Aggiungi i ravioli di zucca scolati alla padella con il burro e la salvia, mescolando delicatamente per distribuire il condimento. Servi i ravioli caldi, cospargendoli con parmigiano grattugiato a piacere. Valori Nutrizionali (per porzione): Calorie: 400 kcal Proteine: 12g Grassi: 15g Carboidrati: 55g Fibre: 8g Zuccheri: 5g Sodio: 400mg.

ZUPPA DI ORZO E VERDURE

Tempi di preparazione: 15 minuti

Tempi di cottura: 30 minuti

Dosi per 4 persone:

Ingredienti:

Orzo: 150g

Verdure miste a scelta (carote,

sedano, patate, zucchine): 500g

Cipolla: 1 media

Aglio: 2 spicchi

Brodo vegetale: 1 litro

Prezzemolo fresco: qb

Olio d'oliva extravergine: 2 cucchiai

Sale e pepe q.b.

Preparazione:

Taglia le verdure a dadini o a pezzetti. In una pentola, scalda l'olio d'oliva e aggiungi la cipolla tritata e l'aglio tritato. Soffriggi finché diventano dorati. Aggiungi le verdure tagliate e cuoci fino a quando saranno morbide. Aggiungi l'orzo e il brodo vegetale. Porta a ebollizione e poi abbassa il fuoco. Lascia cuocere a fuoco lento finché l'orzo è cotto e le verdure sono tenere. Regola di sale e pepe, e aggiungi prezzemolo fresco tritato. Servi calda, accompagnata da una fetta di pane integrale, se preferisci. Valori Nutrizionali (per porzione): Calorie: 300 kcal Proteine: 8g Grassi: 6g Carboidrati: 50g Fibre: 10g Zuccheri: 5g Sodio: 600mg

LINGUINE DI CECI CON POMODORINI E OLIVE NERE

Tempi di preparazione: 10 minuti

Tempi di cottura: 15 minuti

Dosi per 4 persone:

Ingredienti:

Linguine di ceci: 320g

Pomodorini ciliegino: 250g

Olive nere: 100g

Aglio: 2 spicchi

Olio d'oliva extravergine: 3 cucchiai

Peperoncino (opzionale): qb

Basilico fresco: qb

Sale q.b.

Preparazione:

Cuoci le linguine di ceci in abbondante acqua salata seguendo le istruzioni sulla confezione. Scolale al dente. In una padella, scalda l'olio d'oliva e aggiungi l'aglio tritato e, se desiderato, il peperoncino. Aggiungi i pomodorini ciliegino tagliati a metà e le olive nere snocciolate. Cuoci per qualche minuto fino a quando i pomodorini iniziano a rilasciare i loro succhi. Aggiungi le linguine di ceci scolate direttamente nella padella con il condimento. Aggiusta di sale, se necessario. Servi le linguine calde, guarnendo con basilico fresco a piacere. Valori Nutrizionali (per porzione): Calorie: 380 kcal Proteine: 14g Grassi: 10g Carboidrati: 60g Fibre: 12g Zuccheri: 5g Sodio: 400mg.

RICETTE
SECONDI PIATTI

PETTO DI POLLO AL LIMONE CON BROCCOLETTI

Tempi di preparazione: 10 minuti

Tempi di cottura: 20 minuti

Dosi per 4 persone:

Ingredienti:

Petto di pollo: 4 filetti (circa 600g)

Limone: 2 grandi (succo

e scorza grattugiata)

Aglio: 3 spicchi, tritati finemente

Broccoletti: 500g, puliti e tagliati a pezzi

Olio d'oliva extravergine: 3 cucchiai

Prezzemolo fresco: qb

Sale e pepe q.b.

Preparazione:

Preriscalda il forno a 200°C. In una ciotola, mescola il succo e la scorza grattugiata di limone con l'aglio tritato, il sale, il pepe e l'olio d'oliva. Disponi i filetti di petto di pollo su una teglia da forno e spennellali con la marinata al limone. Inforna il pollo per circa 20 minuti o fino a quando è cotto e dorato. Nel frattempo, cuoci i broccoletti in acqua bollente salata per circa 7 minuti o fino a quando sono teneri ma croccanti. Scola i broccoletti e condiscili con un filo di olio d'oliva e sale. Servi il petto di pollo al limone con i broccoletti caldi, guarnendo con prezzemolo fresco tritato. Valori Nutrizionali (per porzione): Calorie: 300 kcal Proteine: 40g Grassi: 12g Carboidrati: 10g Fibre: 5g Zuccheri: 2g Sodio: 500mg

SALMONE ALLA GRIGLIA
CON SALSA DI AVOCADO

Tempi di preparazione: 15 minuti

Tempi di cottura: 10 minuti

Dosi per 4 persone:

Ingredienti:

Filetti di salmone: 4 (circa 800g)

Avocado maturo: 2 grandi

Succo di limone: 2 cucchiai

Aglio: 1 spicchio, tritato finemente

Peperoncino fresco: 1 pezzetto,

tritato finemente (opzionale)

Sale e pepe q.b.

Olio d'oliva extravergine: 2 cucchiai

Preparazione:

Preriscalda la griglia. In una ciotola, schiaccia gli avocado e mescola con il succo di limone, l'aglio tritato, il peperoncino (se desiderato), il sale e il pepe. Spennella leggermente i filetti di salmone con olio d'oliva e condiscili con sale e pepe. Griglia il salmone per circa 4/5 minuti per lato o fino a quando è cotto ma ancora succoso. Servi il salmone caldo, accompagnato dalla salsa di avocado. Valori Nutrizionali (per porzione): Calorie: 350 kcal Proteine: 30g Grassi: 20g Carboidrati: 10g Fibre: 8g Zuccheri: 2g Sodio: 500mg.

VITELLO ALLA PIZZAIOLA CON POMODORI E ORIGANO

Tempi di preparazione: 15 minuti

Tempi di cottura: 30 minuti

Dosi per 4 persone:

Ingredienti:

Fettine di vitello: 600g

Pomodori pelati: 400g

Aglio: 3 spicchi, tritati finemente

Origano fresco o secco: 2 cucchiai

Olio d'oliva extravergine: 3 cucchiai

Sale e pepe q.b.

Preparazione:

Scalda l'olio d'oliva in una padella antiaderente e rosola le fettine di vitello da entrambi i lati fino a quando sono ben dorate. Rimuovi il vitello dalla padella e mettilo da parte. Nella stessa padella, aggiungi l'aglio tritato e soffriggi finché diventa dorato. Aggiungi i pomodori pelati, l'origano, il sale e il pepe. Schiaccia leggermente i pomodori con una forchetta. Fai cuocere a fuoco mediobasso per circa 15 minuti o fino a quando la salsa si addensa. Aggiungi le fettine di vitello nella salsa, copri la padella e cuoci per altri 10/15 minuti o fino a quando la carne è tenera. Servi il vitello alla pizzaiola caldo, guarnendo con un po' di origano fresco. Valori Nutrizionali (per porzione): Calorie: 350 kcal Proteine: 40g Grassi: 15g Carboidrati: 10g Fibre: 3g Zuccheri: 5g Sodio: 600mg

FILETTO DI TROTA AL FORNO CON MANDORLE

Tempi di preparazione: 10 minuti

Tempi di cottura: 20 minuti

Dosi per 4 persone:

Ingredienti:

Filetti di trota: 4 (circa 800g)

Mandorle a lamelle: 50g

Limone: 1, tagliato a fette sottili

Prezzemolo fresco: qb

Sale e pepe q.b.

Burro: 2 cucchiai

Preparazione:

Preriscalda il forno a 180°C. Adagia i filetti di trota su una teglia leggermente unta di burro. Condisci i filetti con sale, pepe e fette di limone. Distribuisci uniformemente le mandorle a lamelle sopra i filetti di trota. Aggiungi qualche fiocco di burro sui filetti. Inforna per circa 15/20 minuti o fino a quando il pesce è cotto e le mandorle sono leggermente dorati. Servi la trota al forno calda, guarnendo con prezzemolo fresco tritato. Valori Nutrizionali (per porzione): Calorie: 300 kcal Proteine: 25g Grassi: 18g Carboidrati: 5g Fibre: 2g Zuccheri: 1g Sodio: 400mg.

POLLO ALLE ERBE CON CONTORNO DI ASPARAGI

Tempi di preparazione: 15 minuti

Tempi di cottura: 25 minuti

Dosi per 4 persone:

Ingredienti:

Petto di pollo: 4 (circa 600g)

Erbe aromatiche fresche tritate

(rosmarino, timo, salvia): 2 cucchiai

Limone: 1, succo e scorza grattugiata

Aglio: 3 spicchi, tritati finemente

Asparagi: 500g, puliti e tagliati

Olio d'oliva extravergine: 3 cucchiai

Sale e pepe q.b.

Preparazione:

Preriscalda il forno a 200°C. In una ciotola, mescola le erbe aromatiche tritate, il succo e la scorza grattugiata di limone, l'aglio tritato, sale, pepe e olio d'oliva. Spennella il petto di pollo con la marinata alle erbe su entrambi i lati. Disponi il pollo su una teglia da forno e cuoci in forno per circa 20/25 minuti o fino a quando è completamente cotto e dorato. Nel frattempo, cuoci gli asparagi al vapore o in acqua bollente salata per circa 5/7 minuti, finché sono teneri ma croccanti. Servi il pollo alle erbe caldo, accompagnato dagli asparagi. Valori Nutrizionali (per porzione): Calorie: 350 kcal Proteine: 40g Grassi: 15g Carboidrati: 10g Fibre: 5g Zuccheri: 3g Sodio: 500mg

POLLO ALLA GRIGLIA CON VERDURE ALLA MEDITERRANEA

Tempi di preparazione: 20 minuti

Tempi di cottura: 20 minuti

Dosi per 4 persone:

Ingredienti:

Petto di pollo: 4 (circa 600g)

Zucchine: 2, tagliate a rondelle

Melanzane: 2, tagliate a dadini

Peperoni: 2, tagliati a strisce

Pomodori: 4, tagliati a spicchi

Aglio: 3 spicchi, tritati finemente

Basilico fresco: qb

Olio d'oliva extravergine: 4 cucchiai

Sale e pepe q.b.

Preparazione:

Scalda una griglia o una padella antiaderente. Spennella leggermente i petti di pollo con olio d'oliva e condiscili con sale e pepe. Griglia il pollo per circa 5/7 minuti per lato o fino a quando è cotto e ben dorato. Nel frattempo, in una padella, scalda l'olio d'oliva e aggiungi l'aglio tritato. Aggiungi le verdure tagliate (zucchine, melanzane, peperoni e pomodori) e cuoci fino a quando sono tenere ma croccanti. Aggiungi foglie di basilico fresco e regola di sale e pepe, se necessario. Servi il pollo alla griglia con le verdure alla mediterranea. Valori Nutrizionali (per porzione): Calorie: 380 kcal Proteine: 35g Grassi: 18g Carboidrati: 15g Fibre: 6g Zuccheri: 8g Sodio: 600mg.

TACCHINO AL CURRY CON VERDURE

Tempi di preparazione: 15 minuti

Tempi di cottura: 25 minuti

Dosi per 4 persone:

Ingredienti:

Petto di tacchino a fette: 600g

Verdure miste (zucchine, carote, peperoni): 500g, tagliate a dadini

Cipolla: 1, tagliata a fette sottili

Aglio: 3 spicchi, tritati finemente

Curry in polvere: 2 cucchiai

Latte di cocco: 400ml

Olio d'oliva extravergine: 3 cucchiai

Sale e pepe q.b.

Preparazione:

In una padella capiente, scaldare l'olio d'oliva e rosolare la cipolla e l'aglio finché dorati. Aggiungere le fette di tacchino e rosolarle fino a quando sono ben dorate su entrambi i lati. Aggiungere le verdure miste e farle cuocere per alcuni minuti fino a quando diventano tenere ma croccanti. Aggiungere il curry in polvere e mescolare bene. Versare il latte di cocco nella padella, portare a ebollizione, quindi ridurre il calore e far sobbollire per circa 10/15 minuti fino a quando la salsa si addensa. Regolare di sale e pepe secondo i gusti. Servire il tacchino al curry caldo con riso integrale o couscous. Valori Nutrizionali (per porzione): Calorie: 380 kcal Proteine: 30g Grassi: 20g Carboidrati: 20g Fibre: 5g Zuccheri: 6g Sodio: 600mg

FRITTATA CON SPINACI E FORMAGGIO MAGRO

Tempi di preparazione: 10 minuti

Tempi di cottura: 15 minuti

Dosi per 4 persone:

Ingredienti:

Uova: 8

Spinaci freschi: 200g, lavati e tagliati

Formaggio magro a cubetti: 100g

Cipolla: 1, tritata finemente

Olio d'oliva extravergine: 2 cucchiai

Sale e pepe q.b.

Preparazione:

In una padella antiaderente, scalda l'olio d'oliva e aggiungi la cipolla tritata. Soffriggi fino a quando diventa trasparente. Aggiungi gli spinaci freschi lavati e tagliati e cuoci fino a quando appassiscono. In una ciotola, sbatti le uova con il formaggio magro a cubetti, il sale e il pepe. Versa il composto di uova sopra gli spinaci nella padella e cuoci a fuoco mediobasso fino a quando la frittata è ben cotta sui lati. Una volta che la parte inferiore è ben dorata, gira la frittata con l'aiuto di un piatto e cuoci anche dall'altro lato per alcuni minuti. Servi la frittata calda, tagliata a spicchi. Valori Nutrizionali (per porzione): Calorie: 220 kcal Proteine: 18g Grassi: 12g Carboidrati: 8g Fibre: 2g Zuccheri: 3g Sodio: 400mg.

ASPARAGI AL VAPORE CON SALSA DI LIMONE E MANDORLE

Tempi di preparazione: 10 minuti

Tempi di cottura: 10 minuti

Dosi per 4 persone:

Ingredienti:

Asparagi: 500g, puliti e tagliati

Mandorle a lamelle: 50g

Limone: 1, succo e

scorza grattugiata

Burro: 2 cucchiai (opzionale)

Sale e pepe q.b.

Preparazione:

In una pentola a vapore, porta l'acqua a ebollizione. Aggiungi gli asparagi al vapore e cuoci per circa 5/7 minuti o fino a quando sono teneri ma croccanti. Nel frattempo, in una padella, tosta leggermente le mandorle a lamelle. Per la salsa, in una ciotola piccola, mescola il succo di limone, la scorza grattugiata di limone, il burro (se lo stai usando), sale e pepe. Disponi gli asparagi in un piatto da portata e irrorali con la salsa di limone. Cospargi le mandorle tostate sopra gli asparagi. Servi gli asparagi al vapore caldi. Valori Nutrizionali (per porzione): Calorie: 100 kcal Proteine: 4g Grassi: 6g Carboidrati: 8g Fibre: 4g Zuccheri: 2g Sodio: 200mg.

POLLO AL ROSMARINO CON CONTORNO DI ZUCCHINE

Tempi di preparazione: 15 minuti

Tempi di cottura: 25 minuti

Dosi per 4 persone:

Ingredienti:

Petto di pollo: 4 (circa 600g)

Rametti di rosmarino fresco: 4

Zucchine: 500g, tagliate a rondelle

Aglio: 3 spicchi, tritati finemente

Olio d'oliva extravergine: 3 cucchiai

Sale e pepe q.b.

Preparazione:

Preriscalda il forno a 200°C. Condisci i petti di pollo con sale, pepe e foglie di rosmarino. In una padella, scalda l'olio d'oliva e aggiungi l'aglio tritato. Soffriggi fino a quando diventa dorato. Aggiungi le zucchine a rondelle e cuoci fino a quando sono teneri ma croccanti. In una teglia da forno, disponi i petti di pollo conditi e cuoci in forno per circa 20/25 minuti o fino a quando sono ben cotti e dorati. Servi il pollo al rosmarino caldo, accompagnato dalle zucchine. Valori Nutrizionali (per porzione): Calorie: 280 kcal Proteine: 30g Grassi: 12g Carboidrati: 10g Fibre: 4g Zuccheri: 3g Sodio: 400mg.

COTOLETTA DI POLLO CON MANDORLE E SEMI DI LINO

Tempi di preparazione: 15 minuti

Tempi di cottura: 15 minuti

Dosi per 4 persone:

Ingredienti:

Petto di pollo: 4 (circa 600g)

Mandorle tritate: 100g

Semi di lino: 2 cucchiai

Uova: 2, sbattute

Farina: 50g

Olio d'oliva extravergine: 4 cucchiai

Sale e pepe q.b.

Preparazione:

Schiaccia leggermente le cotolette di pollo tra due fogli di carta da forno per renderle più sottili e tenere. In una ciotola, mescola le mandorle tritate e i semi di lino. Passa ogni cotoletta di pollo nella farina, poi nelle uova sbattute e infine nella miscela di mandorle e semi di lino, premendo bene per far aderire. Scalda l'olio d'oliva in una padella antiaderente e cuoci le cotolette di pollo per circa 5/6 minuti per lato o fino a quando sono ben dorate e cotte. Scolale su carta assorbente per eliminare l'olio in eccesso. Servi le cotolette di pollo calde con contorni di tua scelta. Valori Nutrizionali (per porzione): Calorie: 350 kcal Proteine: 35g Grassi: 20g Carboidrati: 10g Fibre: 5g Zuccheri: 2g Sodio: 400mg

TONNO ALLA GRIGLIA
CON SALSA DI LIMONE

Tempi di preparazione: 10 minuti

Tempi di cottura: 10 minuti

Dosi per 4 persone:

Ingredienti:

Filetti di tonno fresco: 4 (circa 800g)

Limone: 2, succo e scorza grattugiata

Aglio: 2 spicchi, tritati finemente

Prezzemolo fresco: 2

cucchiai, tritato finemente

Olio d'oliva extravergine: 4 cucchiai

Sale e pepe q.b.

Preparazione:

In una ciotola, mescola l'olio d'oliva, il succo e la scorza grattugiata di limone, l'aglio tritato, il prezzemolo, il sale e il pepe. Spennella i filetti di tonno con la marinata preparata. Scalda una griglia o una padella antiaderente e cuoci i filetti di tonno per circa 3/4 minuti per lato o fino a quando sono cotti ma ancora leggermente rosa all'interno. Servi il tonno alla griglia caldo, accompagnato dalla salsa di limone. Valori Nutrizionali (per porzione): Calorie: 280 kcal Proteine: 30g Grassi: 15g Carboidrati: 5g Fibre: 2g Zuccheri: 1g Sodio: 300mg.

SALMONE AL FORNO CON SALSA DI LIMONE E ERBE

Tempi di preparazione: 10 minuti

Tempi di cottura: 20 minuti

Dosi per 4 persone:

Ingredienti:

Filetti di salmone: 4 (circa 600g)

Limone: 1, succo e scorza grattugiata

Aglio: 2 spicchi, tritati finemente

Prezzemolo fresco: 2 cucchiai, tritato finemente

Timo fresco: 1 cucchiaio, ùtritato finemente

Olio d'oliva extravergine: 4 cucchiai

Sale e pepe q.b.

Preparazione:

Preriscalda il forno a 180°C. In una ciotola, mescola l'olio d'oliva, il succo e la scorza grattugiata di limone, l'aglio tritato, il prezzemolo, il timo, il sale e il pepe. Disponi i filetti di salmone su una teglia da forno rivestita con carta forno. Spennella i filetti di salmone con la marinata preparata. Cuoci in forno per circa 15/20 minuti o fino a quando il salmone è cotto e si sfalda facilmente con una forchetta. Servi il salmone al forno caldo, accompagnato dalla salsa di limone e erbe. Valori Nutrizionali (per porzione): Calorie: 300 kcal Proteine: 25g Grassi: 18g Carboidrati: 2g Fibre: 1g Zuccheri: 1g Sodio: 400mg

POLPETTE DI TACCHINO AL CURRY

Tempi di preparazione: 15 minuti

Tempi di cottura: 20 minuti

Dosi per 4 persone:

Ingredienti:

Carne di tacchino macinata: 500g

Cipolla: 1, tritata finemente

Aglio: 2 spicchi, tritati finemente

Pane grattugiato: 50g

Uovo: 1, sbattuto

Curry in polvere: 2 cucchiai

Olio d'oliva extravergine: 4 cucchiai

Sale e pepe q.b.

Preparazione:

In una ciotola, mescola la carne di tacchino macinata con la cipolla, l'aglio, il pane grattugiato, l'uovo, il curry in polvere, il sale e il pepe. Forma delle polpette con le mani umide. Scalda l'olio d'oliva in una padella antiaderente e cuoci le polpette di tacchino per circa 10/12 minuti, girandole di tanto in tanto, fino a quando sono ben cotte e dorate. Scolale su carta assorbente per eliminare l'olio in eccesso. Servi le polpette di tacchino al curry calde, accompagnate da contorni freschi. Valori Nutrizionali (per porzione): Calorie: 250 kcal Proteine: 20g Grassi: 12g Carboidrati: 10g Fibre: 2g Zuccheri: 1g Sodio: 300mg.

BRACIOLE DI VITELLO CON SALSA DI PEPE VERDE

Tempi di preparazione: 15 minuti

Tempi di cottura: 20 minuti

Dosi per 4 persone:

Ingredienti:

Fettine di vitello: 4 (circa 600g)

Pepe verde in salamoia: 2 cucchiai

Panna da cucina: 200ml

Burro: 2 cucchiai

Sale e pepe q.b.

Preparazione:

Spalmare le fettine di vitello con il sale e il pepe. In una padella, sciogliere il burro e cuocere le fettine di vitello fino a doratura su entrambi i lati. Rimuovere le fettine dalla padella e tenerle da parte. Nella stessa padella, versare la panna da cucina e il pepe verde. Cuocere a fuoco medio fino a quando la salsa si addensa leggermente. Rimettere le fettine di vitello nella padella e scaldarle nella salsa per qualche minuto. Servire le braciole di vitello calde con la salsa di pepe verde. Valori Nutrizionali (per porzione): Calorie: 350 kcal Proteine: 30g Grassi: 20g Carboidrati: 5g Fibre: 1g Zuccheri: 2g Sodio: 400mg

SOGLIOLA ALLA MUGNAIA
CON CAPPERI E LIMONE

Tempi di preparazione: 10 minuti

Tempi di cottura: 15 minuti

Dosi per 4 persone:

Ingredienti:

Sogliola: 4 filetti (circa 800g)

Farina: 50g

Burro: 4 cucchiai

Capperi: 2 cucchiai, sciacquati

Limone: 1, succo e scorza grattugiata

Prezzemolo fresco: 2

cucchiai, tritato finemente

Sale e pepe q.b.

Preparazione:

Salare e pepare i filetti di sogliola. Passare i filetti di sogliola nella farina, scuotendo via l'eccesso. In una padella antiaderente, sciogliere il burro a fuoco medioalto. Aggiungere i filetti di sogliola e cuocere per circa 3/4 minuti per lato, finché sono dorati e cotti. Aggiungere i capperi, il succo e la scorza di limone e il prezzemolo. Cuocere per altri 2/3 minuti, girando delicatamente i filetti per cospargerli con il sugo. Servire caldo con spicchi di limone e prezzemolo fresco. Valori Nutrizionali (per porzione): Calorie: 280 kcal Proteine: 25g Grassi: 15g Carboidrati: 10g Fibre: 2g Zuccheri: 1g Sodio: 400mg.

CARCIOFI ALLA ROMANA

Tempi di preparazione: 20 minuti

Tempi di cottura: 30 minuti

Dosi per 4 persone:

Ingredienti:

Carciofi: 8 Grandi

Limone: 1, succo

Prezzemolo fresco: 4 cucchiai,

tritato finemente

Aglio: 2 spicchi, tritati finemente

Olio d'oliva extravergine: 4 cucchiai

Sale e pepe q.b.

Preparazione:

Pulire i carciofi, eliminando le foglie esterne più dure e tagliando le punte. Tagliare i gambi a metà. Mettere i carciofi in una ciotola d'acqua fredda con succo di limone per evitare l'ossidazione. In una padella, scaldare l'olio d'oliva e aggiungere l'aglio tritato e il prezzemolo. Aggiungere i carciofi nella padella e farli dorare leggermente da entrambi i lati. Aggiungere acqua fino a coprire i carciofi e lasciarli cuocere a fuoco mediobasso fino a quando sono morbidi. Servire caldi, conditi con un filo di olio d'oliva e pepe nero macinato fresco. Valori Nutrizionali (per porzione): Calorie: 120 kcal Proteine: 3g Grassi: 7g Carboidrati: 12g Fibre: 6g Zuccheri: 2g Sodio: 150mg

MANZO ALLE ERBE CON INSALATA DI RUCOLA E POMODORINI

Tempi di preparazione: 15 minuti

Tempi di cottura: 15 minuti

Dosi per 4 persone:

Ingredienti:

Fettine di manzo: 600g

Mix di erbe fresche (rosmarino,

timo, prezzemolo): 4 cucchiai,

tritate finemente

Aglio: 2 spicchi, tritati finemente

Rucola: 200g

Pomodorini: 200g, tagliati a metà

Olio d'oliva extravergine: 4 cucchiai

Aceto balsamico: 2 cucchiai

Sale e pepe q.b.

Preparazione:

Condire le fettine di manzo con le erbe fresche tritate, l'aglio, il sale e il pepe. Scaldate una padella antiaderente e cuocete le fettine di manzo per 2/3 minuti per lato o fino a cottura desiderata. In una ciotola grande, mescolare la rucola e i pomodorini. Condire l'insalata con olio d'oliva, aceto balsamico, sale e pepe. Servire le fettine di manzo calde con l'insalata di rucola e pomodorini. Valori Nutrizionali (per porzione): Calorie: 350 kcal Proteine: 30g Grassi: 15g Carboidrati: 10g Fibre: 3g Zuccheri: 5g Sodio: 250mg.

GAMBERI ALLA GRIGLIA CON SALSA DI AGLIO E PREZZEMOLO

Tempi di preparazione: 15 minuti

Tempi di cottura: 5 minuti

Dosi per 4 persone:

Ingredienti:

Gamberi freschi: 500g,

sgusciati e puliti

Aglio: 4 spicchi, tritati finemente

Prezzemolo fresco: 4 cucchiai,

tritato finemente

Succo di limone: 2 cucchiai

Olio d'oliva extravergine: 4 cucchiai

Sale e pepe q.b.

Preparazione:

In una ciotola grande, mescolare gli spicchi d'aglio tritati, il prezzemolo, il succo di limone, l'olio d'oliva, il sale e il pepe. Aggiungere i gamberi alla marinata e mescolare bene per coprirli uniformemente. Lasciare marinare i gamberi in frigorifero per almeno 30 minuti. Preriscaldare la griglia e cuocere i gamberi marinati per 2/3 minuti per lato o fino a quando diventano rosa e ben cotti. Servire i gamberi alla griglia caldi, accompagnati dalla salsa di aglio e prezzemolo. Valori Nutrizionali (per porzione): Calorie: 180 kcal Proteine: 20g Grassi: 8g Carboidrati: 4g Fibre: 1g Zuccheri: 0g Sodio: 200mg

FRITTELLE DI PESCE CON SALSA ALLO YOGURT

Tempi di preparazione: 20 minuti

Tempi di cottura: 10 minuti

Dosi per 4 persone:

Ingredienti:

Filetti di pesce bianco

(merluzzo, nasello, ecc.):

500g, tritati finemente

Uova: 2

Pangrattato: 100g

Yogurt greco: 200g

Succo di limone: 2 cucchiai

Erbe fresche (prezzemolo, erba cipollina):

4 cucchiai, tritate finemente

Sale e pepe q.b.

Preparazione:

In una ciotola, mescolare i filetti di pesce tritati, le uova, il pangrattato, le erbe fresche, il sale e il pepe. Formare delle polpette con il composto di pesce. Scaldare dell'olio in una padella antiaderente e friggere le frittelle di pesce fino a quando sono dorate su entrambi i lati. In una ciotola, mescolare lo yogurt greco con il succo di limone e un pizzico di sale. Servire le frittelle di pesce calde, accompagnate dalla salsa allo yogurt. Valori Nutrizionali (per porzione): Calorie: 220 kcal Proteine: 25g Grassi: 8g Carboidrati: 12g Fibre: 1g Zuccheri: 2g Sodio: 250mg.

MELANZANE RIPIENE DI QUINOA E VERDURE

Tempi di preparazione: 20 minuti

Tempi di cottura: 40 minuti

Dosi per 4 persone:

Ingredienti:

Melanzane: Medie 4

Quinoa: 1 tazza, cotta

Verdure miste (zucchine,

peperoni, carote, ecc.):

2 tazze, tagliate a dadini

Cipolla: 1, tritata

Aglio: 2 spicchi, tritati finemente

Formaggio grattugiato: 1/2 tazza

Prezzemolo fresco: 2 cucchiai,

tritato finemente

Sale e pepe q.b.

Olio d'oliva extravergine: 2 cucchiai

Preparazione:

Tagliare le melanzane a metà per lungo e svuotarle delicatamente con un cucchiaio. In una padella, scaldare l'olio d'oliva e soffriggere la cipolla e l'aglio finché dorati. Aggiungere le verdure miste e cuocere fino a quando diventano tenere. Aggiungere la quinoa cotta, il formaggio grattugiato, il prezzemolo, il sale e il pepe al ripieno di verdure. Riempire le mezze melanzane con il ripieno preparato. Disporre le melanzane ripiene in una teglia da forno e cuocere in forno preriscaldato a 180°C per circa 30 minuti o finché le melanzane sono tenere. Servire calde. Valori Nutrizionali (per porzione): Calorie: 220 kcal Proteine: 8g Grassi: 6g Carboidrati: 35g Fibre: 8g Zuccheri: 8g Sodio: 350mg

BISTECCA DI MANZO
CON PEPE NERO
E POMODORINI

Tempi di preparazione: 10 minuti

Tempi di cottura: 10 minuti

Dosi per 4 persone:

Ingredienti:

Bistecche di manzo: 4

(circa 200g ciascuna)

Pepe nero macinato: 2 cucchiai

Pomodorini ciliegia:

200g, tagliati a metà

Olio d'oliva extravergine: 4 cucchiai

Sale q.b.

Preparazione:

Scaldate una padella antiaderente a fuoco medioalto. Spolverare entrambi i lati delle bistecche di manzo con pepe nero macinato e una leggera spruzzata di sale. Aggiungere le bistecche nella padella e cuocere per 3/4 minuti per lato per una cottura al sangue, o più a lungo a seconda del grado di cottura desiderato. Durante gli ultimi minuti di cottura, aggiungere i pomodorini ciliegia tagliati a metà nella stessa padella per scaldarli leggermente. Una volta cotte, trasferire le bistecche e i pomodorini su un piatto da portata. Condire con un filo di olio d'oliva extravergine. Servire calde. Valori Nutrizionali (per porzione): Calorie: 350 kcal Proteine: 30g Grassi: 18g Carboidrati: 5g Fibre: 2g Zuccheri: 3g Sodio: 400mg.

FRITTATA DI VERDURE

Tempi di preparazione: 15 minuti

Tempi di cottura: 15 minuti

Dosi per 4 persone:

Ingredienti:

Uova: 6

Verdure miste (zucchine,

peperoni, cipolle, pomodori, ecc.):

2 tazze, tagliate a dadini

Formaggio grattugiato: 1/2 tazza

Olio d'oliva extravergine: 2 cucchiai

Sale e pepe q.b.

Preparazione:

In una ciotola, sbattere le uova con il formaggio grattugiato, il sale e il pepe. In una padella antiaderente, scaldare l'olio d'oliva e aggiungere le verdure miste. Cuocere fino a quando diventano tenere. Versare sopra le verdure le uova sbattute e lasciare cuocere a fuoco mediobasso fino a quando la frittata sia dorata sui bordi e compatta. Con l'aiuto di un coperchio o un piatto, girare la frittata e cuocere dall'altro lato per altri 5 minuti o fino a cottura completata. Servire calda o a temperatura ambiente. Valori Nutrizionali (per porzione): Calorie: 180 kcal Proteine: 12g Grassi: 12g Carboidrati: 6g Fibre: 2g Zuccheri: 3g Sodio: 300mg.

SPIEDINI DI GAMBERI E VERDURE

Tempi di preparazione: 20 minuti

Tempi di cottura: 10 minuti

Dosi per 4 persone:

Ingredienti:

Gamberi: 16, sgusciati e puliti

Verdure miste (peperoni, cipolle,

zucchine, pomodori, ecc.):

2 tazze, tagliate a cubetti

Olio d'oliva extravergine: 3 cucchiai

Succo di limone: 2 cucchiai

Sale e pepe q.b.

Spezie a piacere (origano, peperoncino,

aglio in polvere, ecc.)

Preparazione:

Infilzare i gamberi e le verdure su spiedini alternando gli ingredienti. In una ciotolina, mescolare l'olio d'oliva con il succo di limone, il sale, il pepe e le spezie a piacere. Spennellare gli spiedini con la marinata preparata. Cuocere gli spiedini su una griglia ben calda per 3/4 minuti per lato o fino a quando i gamberi sono rosati e le verdure sono tenere. Servire caldi, eventualmente accompagnati da riso o insalata. Valori Nutrizionali (per porzione): Calorie: 220 kcal Proteine: 18g Grassi: 10g Carboidrati: 10g Fibre: 3g Zuccheri: 5g Sodio: 350mg.

SCALOPPINE DI TACCHINO CON LIMONE E SALVIA

Tempi di preparazione: 10 minuti

Tempi di cottura: 15 minuti

Dosi per 4 persone:

Ingredienti:

Scaloppine di tacchino: 4

(circa 150g ciascuna)

Limone: 1, spremuto

Foglie di salvia fresca: 8

Brodo vegetale: 1/2 tazza

Olio d'oliva extravergine: 2 cucchiai

Sale e pepe q.b.

Preparazione:

In una padella antiaderente, scaldare l'olio d'oliva a fuoco medioalto. Aggiungere le scaloppine di tacchino e rosolarle da entrambi i lati finché diventano dorate. Aggiungere il succo di limone, le foglie di salvia e il brodo vegetale. Abbassare il fuoco e lasciar cuocere per circa 10 minuti o fino a quando il liquido si sia ridotto e le scaloppine siano tenere. Regolare di sale e pepe secondo il gusto. Servire calde, eventualmente accompagnate da verdure o contorni a piacere. Valori Nutrizionali (per porzione): Calorie: 250 kcal Proteine: 30g Grassi: 10g Carboidrati: 5g Fibre: 1g Zuccheri: 2g Sodio: 400mg

SALSICCE DI POLLO CON PEPERONI E CIPOLLE

Tempi di preparazione: 15 minuti

Tempi di cottura: 20 minuti

Dosi per 4 persone:

Ingredienti:

Salsicce di pollo: 8

Peperoni misti (rossi, gialli, verdi):

2, tagliati a strisce

Cipolle: 2, tagliate a fette

Olio d'oliva extravergine: 2 cucchiai

Sale e pepe q.b.

Spezie a piacere (paprika, origano,

aglio in polvere, ecc.)

Preparazione:

In una padella antiaderente, scaldare l'olio d'oliva a fuoco medio. Aggiungere le salsicce di pollo e rosolarle da entrambi i lati finché sono ben cotte. Aggiungere le cipolle e i peperoni nella stessa padella e cuocere fino a quando le verdure sono tenere e leggermente caramellate. Regolare di sale, pepe e spezie a piacere. Servire calde, eventualmente accompagnate da purè di patate o insalata. Valori Nutrizionali (per porzione): Calorie: 320 kcal Proteine: 25g Grassi: 18g Carboidrati: 10g Fibre: 3g Zuccheri: 5g Sodio: 450mg.

FILETTO DI TROTA AL FORNO CON ERBE AROMATICHE

Tempi di preparazione: 10 minuti

Tempi di cottura: 20 minuti

Dosi per 4 persone:

Ingredienti:

Filetti di trota: 4 (circa 150g ciascuno)

Erbe aromatiche fresche

tritate (rosmarino,

timo, prezzemolo): 2 cucchiai

Aglio: 2 spicchi, tritati

Limone: 1, tagliato a fette sottili

Olio d'oliva extravergine:

2 cucchiai

Sale e pepe q.b.

Preparazione:

Preriscaldare il forno a 180°C. Disporre i filetti di trota su una teglia rivestita con carta forno. Condire i filetti con le erbe aromatiche tritate, l'aglio, il succo di limone, l'olio d'oliva, il sale e il pepe. Coprire la teglia con un foglio di alluminio e cuocere in forno per circa 15/20 minuti o fino a quando il pesce risulti tenero e si sfaldi facilmente con una forchetta. Servire caldo, eventualmente accompagnato da contorni di verdure o patate. Valori Nutrizionali (per porzione): Calorie: 180 kcal Proteine: 25g Grassi: 8g Carboidrati: 2g Fibre: 1g Zuccheri: 0g Sodio: 300mg.

POLLO ALLA GRIGLIA CON INSALATA DI POMODORI E BASILICO

Tempi di preparazione: 15 minuti

Tempi di cottura: 15 minuti

Dosi per 4 persone:

Ingredienti:

Petto di pollo: 4

(circa 150g ciascuno)

Pomodori: 4, tagliati a fette

Foglie di basilico fresco: 1 mazzetto

Olio d'oliva extravergine: 3 cucchiai

Aceto balsamico: 2 cucchiai

Sale e pepe q.b.

Preparazione:

Preriscaldare la griglia o la piastra. Condire i petti di pollo con sale, pepe e un filo d'olio d'oliva. Grigliare il pollo per circa 6/7 minuti per lato o fino a quando è ben cotto e ha delle belle striature dalla griglia. Nel frattempo, preparare l'insalata di pomodori e basilico: in una ciotola, mescolare le fette di pomodoro con le foglie di basilico, l'olio d'oliva, l'aceto balsamico, il sale e il pepe. Servire il pollo caldo accompagnato dall'insalata di pomodori e basilico. Valori Nutrizionali (per porzione): Calorie: 220 kcal Proteine: 30g Grassi: 10g Carboidrati: 5g Fibre: 2g Zuccheri: 3g Sodio: 350mg.

FILETTO DI MERLUZZO AL FORNO CON OLIVE E POMODORINI

Tempi di preparazione: 10 minuti

Tempi di cottura: 20 minuti

Dosi per 4 persone:

Ingredienti:

Filetti di merluzzo: 4

(circa 150g ciascuno)

Pomodorini ciliegia:

200g, tagliati a metà

Olive nere: 1/2 tazza, snocciolate

Aglio: 2 spicchi, tritati

Olio d'oliva extravergine: 3 cucchiai

Prezzemolo fresco: 2 cucchiai, tritato

Sale e pepe q.b.

Preparazione:

Preriscaldare il forno a 180°C. Disporre i filetti di merluzzo in una teglia da forno. Condire il pesce con sale, pepe, aglio, prezzemolo, pomodorini e olive. Irrorare con un filo d'olio d'oliva extravergine. Cuocere in forno per circa 15/20 minuti o fino a quando il pesce risulta tenero e si sfalda facilmente con una forchetta. Servire caldo, eventualmente accompagnato da contorni di verdure o patate. Valori Nutrizionali (per porzione): Calorie: 180 kcal Proteine: 25g Grassi: 8g Carboidrati: 5g Fibre: 2g Zuccheri: 3g Sodio: 300mg

POLLO CON SALSA DI PEPE NERO E CONTORNO DI BROCCOLI

Tempi di preparazione: 15 minuti

Tempi di cottura: 25 minuti

Dosi per 4 persone:

Ingredienti:

Petto di pollo: 4

(circa 160g ciascuno)

Broccoli: 1 mazzo,

puliti e tagliati a cimette

Pepe nero in grani: 1 cucchiaio

Panna da cucina leggera: 1/2 tazza

Brodo vegetale: 1/2 tazza

Olio d'oliva extravergine: 2 cucchiai

Sale e pepe q.b.

Preparazione:

In una padella antiaderente, scaldare l'olio d'oliva a fuoco medio. Aggiungere i petti di pollo e cuocere da entrambi i lati fino a doratura. Rimuovere il pollo dalla padella e tenere da parte. Nella stessa padella, aggiungere il pepe nero in grani e tostare leggermente. Aggiungere il brodo vegetale e la panna da cucina, portare ad ebollizione e ridurre leggermente il liquido. Aggiungere il pollo nella salsa e cuocere per altri 5 minuti o fino a cottura completa. Nel frattempo, cuocere i broccoli al vapore fino a quando sono teneri ma croccanti. Servire il pollo con la salsa di pepe nero accompagnato dai broccoli. Valori Nutrizionali (per porzione): Calorie: 250 kcal Proteine: 30g Grassi: 12g Carboidrati: 7g Fibre: 3g Zuccheri: 2g Sodio: 350mg.

RICETTE CONTORNI

INSALATA DI SPINACI E AVOCADO

Tempo di preparazione: 15 minuti

Tempo di cottura: 0 minuti

Dosi: 4 persone

Ingredienti:

200 g di spinaci freschi

1 avocado maturo

100 g di pomodorini

1/2 cipolla rossa, tritata

30 g di feta sbriciolata

20 g di noci pecan, tritate

Olio extravergine d'oliva

Aceto balsamico

Sale e pepe q.b.

Preparazione:

Lavare accuratamente i spinaci e asciugarli con un canovaccio. Tagliare l'avocado a metà, eliminare il nocciolo e la buccia, quindi tagliare la polpa a cubetti. I pomodorini tagliarli a metà. In una ciotola capiente, unire gli spinaci, l'avocado, i pomodorini, la cipolla rossa, la feta e le noci pecan. Condire con olio extravergine d'oliva, aceto balsamico, sale e pepe a piacere. Mescolare delicatamente per amalgamare tutti gli ingredienti. Servire immediatamente l'insalata fresca e gustosa. Calorie: Circa 250 kcal, Grassi: Circa 15 g (di cui 2 g saturi)

Carboidrati: Circa 10 g (di cui 5 g fibre)

Proteine: Circa 10 g

Vitamine: Vitamine A, C, K e folati

Minerali: Potassio, magnesio, ferro e calcio

VERDURE GRIGLIATE AL FORNO

Tempo di preparazione: 20 minuti

Tempo di cottura: 30 minuti

Dosi: 4 persone

Ingredienti:

2 peperoni (rosso,

giallo o a piacere)

1 zucchina

1 melanzana

1 cipolla rossa

1 spicchio d'aglio

Olio extravergine d'oliva

Erbe aromatiche a piacere

(basilico, rosmarino, timo)

Sale e pepe q.b.

Preparazione:

Preriscaldare il forno a 200°C. Lavare e tagliare le verdure a pezzi di dimensioni simili. In una ciotola capiente, unire le verdure tagliate, l'aglio tritato, l'olio extravergine d'oliva, le erbe aromatiche, sale e pepe a piacere. Mescolare bene per distribuire il condimento su tutte le verdure. Disporre le verdure su una teglia da forno foderata con carta da forno. Cuocere in forno per circa 30 minuti, girando le verdure a metà cottura per una doratura uniforme. Sfornare le verdure grigliate e servirle calde o tiepide come contorno o piatto vegetariano completo. Calorie: Circa 150 kcal, Grassi: Circa 10 g (di cui 1 g saturi)

Carboidrati: Circa 10 g (di cui 5 g fibre)

Proteine: Circa 5 g

Vitamine: Vitamine A, C, K e gruppo B

Minerali: Potassio, magnesio, manganese e fosforo

CAVOLFIORE AL FORNO CON CURCUMA

Tempo di preparazione: 20 minuti

Tempo di cottura: 40 minuti

Dosi: 4 persone

Ingredienti:

1 cavolfiore medio

2 cucchiai di olio extravergine d'oliva

1 cucchiaino di curcuma in polvere

1/2 cucchiaino di paprika dolce

1/4 cucchiaino di pepe nero

Sale q.b.

Semi di sesamo per decorare (facoltativo)

Preparazione:

Preriscaldare il forno a 200°C. Tagliare il cavolfiore in cimette e sciacquarle sotto acqua corrente. In una ciotola capiente, unire le cimette di cavolfiore, l'olio extravergine d'oliva, la curcuma, la paprika, il pepe nero e il sale. Mescolare bene per distribuire le spezie su tutto il cavolfiore. Disporre le cimette di cavolfiore su una teglia da forno foderata con carta da forno. Cuocere in forno per circa 40 minuti, girando le cimette a metà cottura per una doratura uniforme. Sfornare il cavolfiore al forno con curcuma e servire caldo, decorando con semi di sesamo a piacere. Calorie: Circa 200 kcal, Grassi: Circa 12 g (di cui 2 g saturi)

Carboidrati: Circa 20 g (di cui 5 g fibre)

Proteine: Circa 10 g

Vitamine: Vitamine A, C, K e gruppo B

Minerali: Potassio, magnesio, manganese e calcio

BROCCOLI AL VAPORE CON MANDORLE

Tempo di preparazione: 15 minuti

Tempo di cottura: 10 minuti

Dosi: 4 persone

Ingredienti:

1 broccolo medio

2 cucchiai di olio extravergine d'oliva

1 spicchio d'aglio, tritato

2 cucchiai di succo di limone

30 g di mandorle a lamelle

Sale e pepe q.b.

Preparazione:

Lavare il broccolo e tagliarlo in cimette. Cuocere i broccoli a vapore per circa 10 minuti, fino a quando saranno teneri ma ancora croccanti. In una padella antiaderente, scaldare l'olio extravergine d'oliva e soffriggere l'aglio tritato per un minuto. Aggiungere le mandorle a lamelle e cuocerle per 2-3 minuti, mescolando frequentemente, fino a quando saranno dorate e tostate. Unire i broccoli cotti al vapore, il succo di limone, sale e pepe a piacere. Mescolare delicatamente per amalgamare tutti gli ingredienti. Servire i broccoli al vapore con mandorle caldi come contorno o piatto vegetariano completo. Calorie: Circa 180 kcal, Grassi: Circa 10 g (di cui 2 g saturi)

Carboidrati: Circa 15 g (di cui 5 g fibre)

Proteine: Circa 10 g

Vitamine: Vitamine A, C, K e gruppo B

Minerali: Potassio, magnesio, ferro e calcio

INSALATA DI LENTICCHIE

Tempo di preparazione: 30 minuti

Tempo di cottura: 20 minuti

Dosi: 4 persone

Ingredienti:

200 g di lenticchie secche

1 cipolla rossa, tritata

1 peperone verde, tritato

100 g di pomodorini, tagliati a metà

1 cetriolo, tagliato a cubetti

100 g di feta sbriciolata

Olio extravergine d'oliva

Aceto balsamico

Succo di limone

Sale e pepe q.b.

Preparazione:

Sciacquare le lenticchie sotto acqua corrente. In una pentola, cuocere le lenticchie in abbondante acqua bollente per circa 20 minuti, o fino a quando saranno tenere. Scolare le lenticchie e lasciarle raffreddare completamente. In una ciotola capiente, unire le lenticchie fredde, la cipolla tritata, il peperone verde tritato, i pomodorini, il cetriolo, la feta sbriciolata e le olive nere (se utilizzate). Condire con olio extravergine d'oliva, aceto balsamico, succo di limone, sale e pepe a piacere. Mescolare delicatamente per amalgamare tutti gli ingredienti. Servire l'insalata di lenticchie fresca e saporita come piatto unico o contorno. Calorie: Circa 350 kcal, Grassi: Circa 15 g (di cui 3 g saturi)

Carboidrati: Circa 40 g (di cui 15 g fibre)

Proteine: Circa 20 g

Vitamine: Vitamine A, C, K e gruppo B

Minerali: Ferro, magnesio, potassio e fosforo

ZUCCHINE RIPIENE AL FORNO

Tempo di preparazione: 30 minuti

Tempo di cottura: 40 minuti

Dosi: 4 persone

Ingredienti:

4 zucchine medie

200 g di riso integrale cotto, 150 g di ricotta

100 g di pomodorini, tagliati a metà

50 g di parmigiano grattugiato

1 cipolla rossa, tritata, 1 spicchio d'aglio, tritato, Basilico fresco, tritato

Olio extravergine d'oliva, Sale e pepe q.b.

Preparazione:

Preriscaldare il forno a 180°C. Lavare le zucchine e tagliarle a metà nel senso della lunghezza, creando delle barchette. Con un cucchiaio, eliminare la polpa interna delle zucchine, creando un incavo. In una padella

antiaderente, scaldare l'olio extravergine d'oliva e soffriggere la cipolla tritata per un minuto. Aggiungere l'aglio tritato e cuocere per un altro minuto, fino a quando sarà profumato. Unire la polpa di zucchine tolta in precedenza, tagliata a cubetti, e cuocere per 5 minuti, mescolando di frequente. Aggiungere il riso integrale cotto, il pomodoro tagliato a metà, il parmigiano grattugiato, il basilico tritato, sale e pepe a piacere. Mescolare bene per amalgamare tutti gli ingredienti. Riempire le barchette di zucchine con il composto di riso e verdure. Disporre le zucchine ripiene su una teglia da forno foderata con carta da forno. Cuocere in forno per circa 40 minuti, o fino a quando le zucchine saranno tenere e il ripieno dorato. Sfornare le zucchine ripiene al forno e servire calde. Calorie: Circa 300 kcal, Grassi: Circa 15 g (di cui 3 g saturi), Carboidrati: Circa 30 g (di cui 10 g fibre), Proteine: Circa 15 g, Vitamine: Vitamine A, C, K e gruppo B, Minerali: Potassio, magnesio, calcio e ferro

PUREA DI CAVOLFIORE

Tempo di preparazione: 20 minuti

Tempo di cottura: 20 minuti

Dosi: 4 persone

Ingredienti:

1 cavolfiore medio

1 patata media

1 spicchio d'aglio

200 ml di brodo vegetale

2 cucchiai di olio extravergine d'oliva

Sale e pepe q.b.

Noce moscata q.b. (facoltativo)

Preparazione:

Lavare il cavolfiore e tagliarlo a cimette. Sbucciare la patata e tagliarla a tocchetti. In una pentola, scaldare l'olio extravergine d'oliva e soffriggere l'aglio tritato per un minuto. Aggiungere le cimette di cavolfiore e la patata a tocchetti, e cuocere per 5 minuti, mescolando frequentemente. Versare il brodo vegetale e portare a ebollizione. Coprire la pentola e cuocere per circa 20 minuti, o fino a quando il cavolfiore e la patata saranno ben teneri. Frullare il composto con un minipimer fino ad ottenere una crema liscia e vellutata. Aggiustare di sale, pepe e noce moscata a piacere. Servire la purea di cavolfiore calda come contorno o antipasto. Calorie: Circa 150 kcal, Grassi: Circa 5 g (di cui 1 g saturi), Carboidrati: Circa 20 g (di cui 5 g fibre), Proteine: Circa 5 g, Vitamine: Vitamine A, C, K e gruppo B

Minerali: Potassio, magnesio, manganese e calcio

INSALATA DI QUINOA E VERDURE

Tempo di preparazione: 20 minuti

Tempo di cottura: 15 minuti

Dosi: 4 persone

Ingredienti:

120 g di quinoa

200 g di pomodori, tagliati a cubetti

1 cetriolo, tagliato a cubetti

1 peperone verde, tagliato a cubetti

100 g di feta sbriciolata

Olive nere, denocciolate e

tagliate a rondelle (facoltativo)

Basilico fresco, tritato

Olio extravergine d'oliva, Sale e pepe q.b.

Aceto balsamico, Succo di limone

Preparazione:

Sciacquare la quinoa sotto acqua corrente. In una pentola, cuocere la quinoa in abbondante acqua bollente per circa 15 minuti, o fino a quando sarà tenera. Scolare la quinoa e lasciarla raffreddare completamente. In una ciotola capiente, unire la quinoa fredda, i pomodori a cubetti, il cetriolo a cubetti, il peperone verde a cubetti, la feta sbriciolata e le olive nere (se utilizzate). Condire con olio extravergine d'oliva, aceto balsamico, succo di limone, sale e pepe a piacere. Aggiungere il basilico tritato e mescolare delicatamente per amalgamare tutti gli ingredienti. Servire l'insalata di quinoa e verdure fresca e saporita. Calorie: Circa 300 kcal, Grassi: Circa 12 g (di cui 2 g saturi), Carboidrati: Circa 35 g (di cui 5 g fibre), Proteine: Circa 15 g, Vitamine: Vitamine A, C, K e gruppo B

Minerali: Ferro, magnesio, potassio e fosforo

CAVOLO NERO SALTATO
CON AGLIO E LIMONE

Tempo di preparazione: 15 minuti

Tempo di cottura: 10 minuti

Dosi: 4 persone

Ingredienti:

400 g di cavolo nero

2 spicchi d'aglio, tritati

2 cucchiai di olio extravergine d'oliva

Succo di 1 limone

Sale e pepe q.b.

Peperoncino fresco tritato (facoltativo)

Preparazione:

Lavare il cavolo nero e tagliarlo a striscioline sottili. In una padella antiaderente scaldare l'olio extravergine d'oliva e soffriggere l'aglio tritato per un minuto. Aggiungere il cavolo nero e cuocere per circa 5 minuti, mescolando frequentemente, fino a quando sarà appassito. Sfumare con il succo di limone e cuocere per un altro minuto. Aggiustare di sale, pepe e peperoncino a piacere. Servire il cavolo nero saltato con aglio e limone caldo come contorno o antipasto. Calorie: Circa 150 kcal

Grassi: Circa 8 g (di cui 1 g saturi)

Carboidrati: Circa 10 g (di cui 5 g fibre)

Proteine: Circa 5 g

Vitamine: Vitamine A, C, K e gruppo B

Minerali: Potassio, magnesio, ferro e calcio

CAROTE ARROSTITE CON TIMO

Tempo di preparazione: 15 minuti

Tempo di cottura: 40 minuti

Dosi: 4 persone

Ingredienti:

500 g di carote

2 cucchiai di olio extravergine d'oliva

1 spicchio d'aglio, tritato

1 rametto di timo fresco

Sale e pepe q.b.

Preparazione:

Preriscaldare il forno a 200°C. Sbucciare le carote e tagliarle a rondelle di circa 1 cm di spessore. In una ciotola capiente, unire le carote, l'olio extravergine d'oliva, l'aglio tritato, il timo fresco, sale e pepe a piacere. Mescolare bene per distribuire il condimento su tutte le carote. Disporre le carote su una teglia da forno foderata con carta da forno. Cuocere in forno per circa 40 minuti, girando le carote a metà cottura per una doratura uniforme. Sfornare le carote arrostite con timo e servire calde. Consigli: Puoi aggiungere altri aromi alle carote arrostite, come rosmarino, paprika o cumino. Per un sapore più intenso, puoi marinare le carote nel condimento per almeno 30 minuti prima di cuocerle in forno. (per porzione di circa 200g): Calorie: Circa 180 kcal, Grassi: Circa 10 g (di cui 1 g saturi) Carboidrati: Circa 25 g (di cui 5 g fibre), Proteine: Circa 2 g

Vitamine: Vitamina A: 280% del (VGR) Vitamina C: 30% del VGR Vitamina K: 150% del VGR

Minerali: Potassio: 500 mg (14% del VGR) Manganese: 1.5 mg (8% del VGR) Fibra: 5 g (20% del VGR)

CONCLUSIONE

In conclusione, la Dieta Basso Indice Glicemico 2025 si presenta come un percorso straordinario verso una salute ottimale e il benessere complessivo. Attraverso la comprensione approfondita dell'indice glicemico e del suo impatto sulla salute metabolica, abbiamo aperto le porte a una nuova prospettiva sull'alimentazione. Questo libro ha fornito non solo una panoramica dettagliata dell'indice glicemico ma anche una guida pratica per implementare con successo questo approccio nella tua vita quotidiana. Dalle ricette deliziose e nutrienti ai piani alimentari bilanciati, hai ora a disposizione gli strumenti necessari per prendere decisioni alimentari consapevoli.

La gestione del peso diventa una sfida avvincente, dove ogni pasto è un'opportunità di nutrire il corpo in modo intelligente. La varietà di opzioni culinarie presentate rende possibile un approccio flessibile, adatto a diverse preferenze e stili di vita. Abbiamo affrontato le sfide comuni che possono sorgere durante questo viaggio e fornito Ricordati sempre che questo non è solo un cambiamento temporaneo, ma un investimento duraturo nella tua salute. Mantenere la motivazione è fondamentale, e il libro ti ha fornito ispirazione continua per affrontare con fiducia ogni fase del percorso. In definitiva, la Dieta dell'Indice Glicemico non è solo una guida dietetica, ma un compagno di viaggio per una vita più sana e appagante. Prendi il controllo delle tue scelte alimentari, nutri il tuo corpo con intenzione e goditi i benefici di una vita equilibrata e piena di energia.

Grazie per aver intrapreso questo viaggio con noi, e che tu possa godere dei frutti della tua nuova avventura verso la salute e il benessere duraturi. Le ricette, pensate con cura e creatività, rendono ogni pasto un'esperienza culinaria unica. In conclusione, la Dieta dell'Indice Glicemico 2025 è più di un semplice libro; è un manifesto per un cambiamento positivo. L'autore, con competenza e passione, dimostra che ogni scelta alimentare può essere un passo verso una vita più sana per noi stessi e per il mondo che chiamiamo casa. Una lettura indispensabile per chiunque desideri nutrire il proprio corpo e contribuire a un futuro sostenibile.

Grazie, per questa ispirazione nutritiva che va oltre il piatto, Se il libro ti ha ispirato, aiutato in qualche modo, ti sarei infinitamente grato se potessi dedicare un momento a lasciare una recensione. Le tue parole potrebbero essere una luce guida per altri cercatori di benessere che si affacciano su questa strada. Ti ringrazio profondamente per aver scelto La Dieta Basso Indice Glicemico 2025" come compagno di viaggio verso una vita più sana e consapevole. Con gratitudine,

[KLARLOCK]

www.ingramcontent.com/pod-product-compliance
Lightning Source LLC
Chambersburg PA
CBHW061030250726
48653CB00001B/33